Mes amis lépreux

Un récit du travail personnel parmi les lépreux et de leur vie quotidienne en Inde

Alice M. Hayes

(Contributeur : GG Maclaren)

Writat

Cette édition parue en 2024

ISBN : 9789359947594

Publié par
Writat
email : info@writat.com

Contenu

PRÉFACE.

Les objectifs que j'avais en vue en écrivant ce livre étaient d'intéresser le public aux lépreux blancs qui sont sans abri en Inde et d'obtenir de l'argent pour le « Fonds pour les lépreux » que j'ai collecté et qui est maintenant administré par le très révérend archidiacre. Michel de Calcutta. Mes éditeurs, MM. Thacker & Co., 87, Newgate Street, EC, ont aimablement consenti à transmettre à ce monsieur tout bénéfice pouvant découler de la vente du livre, qui, à ce titre, j'espère qu'il sera important. J'ose penser que, outre les bonnes intentions, toutes les classes de lecteurs trouveront ce petit ouvrage digne d'être lu, dans la mesure où il s'agit d'une série d'images vraies d'une phase très triste de la misère humaine, à savoir la vie intérieure des malades. que j'ai si bien connu et dont j'ai tant pris soin, que je peux en toute sincérité les appeler « Mes amis lépreux ».

J'apprends avec un profond regret que, depuis mon départ de l'Inde, les souscriptions au « Fonds Lépreux » ont diminué. Comme c'est le moyen d'égayer la vie du plus misérable de tous les êtres humains, je ferais appel à la générosité du public pour le soutenir en envoyant des contributions à l'archidiacre Michell , de Calcutta, qui supervise personnellement la distribution du fonds. Je puis mentionner que l'aide est accordée sans aucune distinction quant à la croyance.

Mes meilleurs remerciements vont au Dr GG MacLaren pour sa sympathie dans mes travaux et pour sa gentillesse en écrivant un chapitre sur la lèpre pour ce livre. Je suis également heureux de cette occasion d'exprimer ma grande dette envers « Frère John », qui fut mon collaborateur parmi les lépreux et dans les hôpitaux de Calcutta.

Je serai heureux de répondre aux demandes de renseignements à ce sujet. Mon adresse est, aux soins de MM. W. Thacker & Co., 87, Newgate Street, Londres, CE

ALICE HAYES.

LONDRES , *3 septembre 1891* .

CHAPITRE I .
S'INSTALLER À CALCUTTA—NOTRE « NOUVELLES SPORTIVES ».

Au début de l'été 1888, mon mari et moi avons profité de vacances bien méritées au Japon. Il écrit, je puis l'expliquer, des livres sur les chevaux, qui ont fait connaître son nom parmi les lecteurs anglais ; et ayant un talent particulier pour rendre ces animaux conformes à ses désirs, il conçut l'idée de partir en tournée, dans le but d'enseigner tout ce qu'il savait sur le « break » à ceux qui s'intéressaient au sujet. En Angleterre, les chevaux sont en général si bien « faits » que l'instructeur équestre a beaucoup de difficulté à illustrer ses leçons. Mais à l'étranger, la situation est très différente. En Inde, il eut, pendant l'année où il y séjourna, des centaines de sauteurs d'hommes, de mangeurs d'hommes, de jibbers et d'autres créatures réfractaires, dont l'assujettissement lui valut un grand crédit, ainsi qu'une belle somme d'argent. Même en Chine, d'où nous venions de venir, il y avait de nombreux exemples parmi les robustes poneys mongols pour tester son habileté et sa patience. Lorsqu'un cheval ou un poney, qui auparavant ne permettait à personne de le monter, était réduit à l'obéissance au bout d'une heure ou deux, on lui mettait généralement une selle, puis je le montais, je prenais les rênes, je le faisais passer. ses allures et lui a sauté par-dessus des clôtures improvisées. Bien que notre travail « ait pris de l'ampleur » partout où nous allions, il s'est avéré quelque peu monotone, et j'avais envie d'un foyer stable après cette longue vie d'hôtel et de bateau à vapeur. Mon mari voulait aller en Californie, puis à New York, tandis que je suggérais l'Inde, où j'avais passé d'agréables moments en m'adonnant à mon passe-temps d'alors : le théâtre. À cette époque, je regardais mes chers anciens professeurs, M. Hermann Vezin , M. John MacLean et Miss Glyn Dallas, comme les plus grands hommes et femmes du genre, et pensaient plus à un avis favorable dans quelque obscur imprimé local de mon jeu qu'à l'éloge dans le *Field* et *Graphic* accordé à ma circonscription. , lorsque mon mari a donné un spectacle à Neasden, près de Londres, au profit des fonds de la « Maison de repos pour chevaux ». Sachant quel charme la nouveauté avait pour mon mari et souhaitant retourner en Inde, je lui suggérai d'aller à Calcutta et d'y créer un journal sportif qui, avec son nom de rédacteur, serait sûr de dessiner ! Mes conseils se révélèrent si acceptables que j'eus à peine le temps de préparer mes cartons et de les embarquer à bord du courrier français pour lequel mon mari avait pris des billets. Nous sommes arrivés à Calcutta, avons commencé notre journal et, en peu de temps, nous nous sommes installés dans notre travail de journalistes. Cela était facile pour mon mari, car il était lié à la presse depuis de nombreuses années, et pas très difficile pour moi, car j'étais profondément intéressé par le succès de notre entreprise et j'avais l'habitude, au cours de mes voyages, d'écrire des articles. pour divers papiers. Mon *rôle* dans notre

Sporting News était celui de critique dramatique et musical, ainsi que celui de décrire des événements d'intérêt passager, avec une certaine touche de saveur sportive , du point de vue d'une dame. L'habitude d'observation qui m'a été imposée a probablement beaucoup dégrisé mes pensées ; car j'étais peu à peu amené à prêter de plus en plus d'attention aux aspects les plus tristes de la vie humaine, qui n'étaient que trop courants autour de moi. En Inde, j'ai découvert que la mort était une connaissance si intime que ses terreurs, dans le cas des autres, étaient trop souvent considérées avec une indifférence cruelle ; et que le fait que les résidents anglais ne soient que des résidents temporaires les rendait peu enclins à soutenir des institutions charitables permanentes, bien qu'ils soient extrêmement libéraux, au moment où ils en faisaient personnellement appel, pour la cause de l'humanité souffrante. Dans le but de contrecarrer l'apathie affichée par le public local à l'égard de ses institutions pour le bien des pauvres, et de fournir une « copie » lisible à notre journal, j'ai commencé une série d'articles intitulée « Calcutta Charities ». Un jour, pendant que j'écrivais, mon mari revenait d'une visite chez un vieux jockey en panne, qui, il y a de nombreuses années, montait pour lui, et qui vivait alors à l'hospice de Calcutta. Il m'a raconté tout ce qu'il avait vu dans cet établissement et je m'y suis tellement intéressé que j'ai décidé d'appeler et de voir ses détenues.

CHAPITRE II.
FRÈRE JEAN—M. McGUIRE — FONCTIONNAIRES DU GOUVERNEMENT — L'ASILE DES LÉPRISES — UNE FEMME IRLANDAISE — LA JUIVE — DAISY ET BELLA — UNE SCÈNE DE MORT — LES LÉPERS EURASIENS.

J'emmenais avec moi, à l'occasion de ma visite à l'hospice, un ami, le frère John, de la Société Saint-Paul, qui était engagé dans l'œuvre de la mission des marins de Calcutta, sous la direction de son supérieur, le révérend Père Hopkins. J'ai fait la connaissance de frère John par l'intermédiaire du père Hopkins, qui m'a appelé et m'a demandé de chanter lors d'un de ses concerts hebdomadaires pour les marins dans Bentinck Street, s'arrangeant pour envoyer frère John m'emmener sur place en taxi. Le père Hopkins a déclaré : « Vous ne devez pas être choqué de découvrir que le frère est un marin rude, qui laisse tomber ses « h » et a peur des femmes, n'ayant jamais été habitué à la société des femmes. Vous constaterez qu'il a bon cœur. Les marins aiment tous frère John. Le soir fixé, le frère est arrivé avec le taxi pour moi. Il fut introduit dans notre salon et, de toute évidence, il gardait sous contrôle ses « h » réfractaires, car je n'arrivais pas du tout à le faire parler et je le trouvais plutôt stupide, alors qu'il était assis nerveusement, serrant son chapeau. Plus tard, quand il me connut mieux, il me dit qu'il souffrait d'agonies ce soir-là, et pria le père Hopkins de ne pas le charger de me chercher, mais d'envoyer à la place frère Paul, qui savait se comporter avec les dames. Le pauvre frère John me connaissait peu, s'il pensait que le simple fait de ne pas être suffisamment instruit me rendrait indifférent aux nombreux bons traits de son beau caractère ! Je l'ai aimé dès qu'il a suffisamment surmonté sa nervosité pour lui permettre de dire : « J'espère que vous m'excuserez si je ne suis pas habituée à la société des femmes. Je ne suis qu'un rude marin, et je ne sais ni parler ni quoi dire aux dames. Je m'entends bien avec les marins. Je n'ai jamais eu d'éducation et j'en ressens maintenant cruellement le besoin. Ce discours honnête de sa part fit de moi tout de suite son ami, et j'allais souvent aux concerts des marins après cette soirée. C'était un gentleman de la nature, qui semblait toujours capable de dire et de faire ce qu'il fallait d'instinct, et dont les manières calmes et simples commandaient le respect de ses semblables. J'aimais accompagner frère John chaque semaine rendre visite aux marins malades dans les hôpitaux de Calcutta. Dans de telles occasions, il fournissait une bonne réserve de tabac à mâcher (bien-aimé de Jack) et de journaux. C'est un jour, en faisant notre tournée hebdomadaire, que je lui parlai de mon projet de visite à l'hospice et que je m'arrangeai avec lui pour m'accompagner.

Lorsque nous sommes arrivés sur place, nous avons été conduits dans le bureau d'un homme d'environ soixante ans, d'allure militaire, qui était manifestement un disciplinaire minutieux. Il était obligeant et communicatif; et m'a dit qu'il avait lu avec plaisir mes articles sur « Calcutta Charities » dans notre journal et qu'il approuvait chaleureusement chaque mot que j'avais écrit. Il en dit beaucoup plus et, avant de quitter le bureau, me montra son certificat de sortie de l'armée, dans laquelle il avait été sergent, ainsi que sa médaille de la mutinerie. Nous sommes allés avec lui dans la salle des hommes de l'hospice. Je n'ai pas besoin de décrire les occupants ; les pauvres choses ! Ils avaient tous l'air de plus en plus misérables. Je pense qu'il y avait parmi eux quelques Eurasiens, mais la majorité étaient de purs Européens. M. McGuire — car c'était le nom du surintendant — nous a demandé de rester et de les nourrir, car c'était l'heure du dîner. Nous avons vu du ragoût distribué d'une grande casserole dans de petits bols et posé sur une table. Chaque bol était porté par son propriétaire sur une longue table nue, avec des formes de chaque côté, et le repas, une fois la grâce dite, commençait. Je me sentais mal à l'aise en regardant les pauvres choses manger comme s'il s'agissait d'animaux, alors je me suis dirigé vers les quartiers des femmes. Alors que nous montions les escaliers jusqu'au sommet du bâtiment réservé aux femmes, M. McGuire a crié : « Mme. Forgeron!" et la matrone des lieux, une femme d'une quarantaine d'années, apparut. Je lui ai peu parlé. Elle m'a montré les femmes travaillant à table, raccommodant ou confectionnant le linge de maison, ainsi que leurs chambres. Les détenus eux-mêmes ne m'ont guère remarqué : ils avaient l'air ennuyés et tristes, se rappelant évidemment que les visiteurs qui ne leur apportent aucune aide substantielle, mais qui les regardent avec un sourire condescendant, sont dans ces régions aussi communs qu'inutiles. Je sentais que j'aurais aimé parler aux pauvres femmes et leur demander si je pouvais les aider en petits cadeaux, du thé ou d'autres choses ; mais M. McGuire semblait avoir deviné mon souhait, car il m'a dit qu'ils vivaient très confortablement, ayant tout ce qu'ils pouvaient raisonnablement souhaiter en tant que pauvres. Le mot «pauvre» m'a heurté, mais je n'ai rien dit alors que je les regardais avec tristesse. Une vieille femme, visiblement malvoyante, essayait de faire l'ourlet d'une couverture. Elle semblait travailler dans de telles difficultés à cause de sa vue que j'ai pensé qu'on pourrait lui procurer une paire de lunettes. Cependant, elle était une « pauvre », et les pauvres ne sont pas des êtres qui bénéficient d'un tel luxe ! J'ai demandé si je pouvais leur lire une fois par semaine, mais j'ai été renvoyé au comité de la Société Charitable du District pour obtenir l'autorisation, ce que j'ai demandé, mais je n'ai reçu aucune réponse à ma lettre. Si j'avais reçu le moindre encouragement, ou même la moindre sanction, pour le faire, j'aurais pu apporter à ces pauvres femmes bien des petits réconforts ; mais je ne l'étais pas. Frère John parlait peu, mais il était tout aussi frappé que moi par l'attitude défensive des fonctionnaires ; car il fut le premier à en parler en rentrant chez nous.

Je dois ici expliquer que les institutions indiennes, comme celle en question, sont généralement présidées par des fonctionnaires du gouvernement, qui ont peu de temps à consacrer à leur travail quotidien pour faire preuve de sympathie et de gentillesse pratique. Le climat, lui aussi, s'oppose grandement aux efforts philanthropiques en faveur des devoirs impayés. D'où la tendance à transférer la *responsabilité* de la surveillance vers les subordonnés, dont les supérieurs doivent soutenir les actions, ou à s'encombrer d'une grande quantité d'assistance personnelle. Avec une telle alternative, le choix généralement admis se devine facilement. Tant que les choses se passent apparemment bien, le subordonné touche son salaire, joue le rôle de grand homme par procuration et jouit sans aucun doute des avantages bien compris de telles fonctions. Si un *exposé* public a lieu, le haut fonctionnaire est inquiet et interrogé sur un sujet avec lequel il n'a pas réussi à rester en contact ; le subordonné voit avec consternation les chances de voir ses émoluments directs et indirects lui être arrachés. C'est pourquoi l'ensemble du personnel est amèrement irrité par tout commentaire journalistique sur son travail qui n'est pas totalement élogieux. Tous ces fonctionnaires agissent donc selon le principe de *L'État, c'est moi* . « Si, disent-ils, vous avez quelque chose à redire, signalez-le-moi ; mais n'écrivez pas aux journaux. Si le réformateur potentiel agit contrairement à ce principe, il fera de ces fonctionnaires ses ennemis les plus acharnés. Dans une catégorie aussi ignoble, des hommes comme le Dr MacLaren , surintendant de l'asile de Dehra Dun, et M. Ackworth et le Dr Weir, de Bombay, ne trouvent aucune place ; car leur but n'est pas d'obtenir du crédit pour un travail charitable qu'ils n'accomplissent pas, mais de soulager et de réconforter ceux dont ils ont aimablement la charge.

Nous étions sur le point de quitter l'hospice lorsque j'aperçus un certain nombre de bâtiments bas en briques rouges enfermés dans une petite enceinte de l'autre côté de la route. En demandant le nom de l'endroit, on me répondit que c'était l'asile des lépreux. "Puis-je y revenir?" J'ai demandé au surintendant de l'hospice. « Oui, si vous n'avez pas peur, » répondit-il ; « Je suis également surintendant de l'asile des lépreux ; mais je puis vous dire que je n'ai jamais emmené une dame dans cet endroit auparavant. J'ai regardé frère John et lui ai demandé s'il préférait nous attendre dehors ou aller dans la demeure de la lèpre. Il a dit qu'il aimerait nous accompagner; alors nous y sommes tous allés. J'avais souvent vu et plaint des lépreux dans les rues ; mais n'avait jamais été mis en communication avec eux auparavant.

L'illustration en face de cette page donnera à mes lecteurs une idée du lépreux, tel qu'on le voit sur la voie publique indienne. Nous jetons en passant quelques sous aux pauvres choses ; mais comme il n'y a pas de lépreux en Angleterre, la majorité d'entre nous connaît peu l'horrible maladie dont ils souffrent et est donc enclin à les considérer comme de simples mendiants.

J'avais lu « Vie et lettres du Père Damien », et grâce à ce petit livre qui m'a été prêté par les religieuses du couvent Loretto de Calcutta, j'ai appris quelque chose sur la lèpre ; juste assez peut-être pour me donner envie d'en savoir plus et de constater par moi-même quel était l'état des malades.

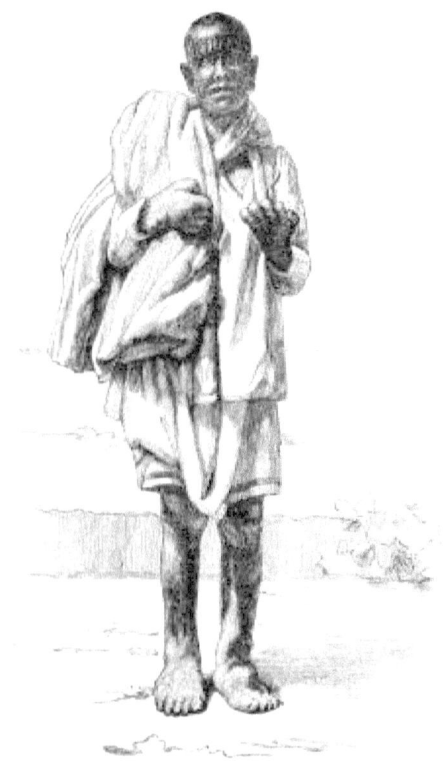

UN MENDIANT LÉPREUX.

Nous fûmes conduits dans une enceinte délimitée par un haut mur et contenant trois longs bâtiments en briques, d'un seul étage, isolés, qui, m'a-t-on dit, étaient destinés aux lépreuses, et qu'il y avait trois bâtiments similaires de l'autre côté de la rue. enceinte, séparée par un mur, pour les hommes. En montant quelques marches qui surélèvent le bâtiment du niveau de la route et en entrant dans la première salle, j'ai senti une « légère » odeur (propre à la maladie) qui s'en émanait. Nous entrâmes dans une longue pièce avec un sol en pierre et des rangées de lits alignés de chaque côté. Couchées ou assises sur ces lits, car il n'y avait pas trace d'un autre meuble, se trouvaient plusieurs femmes indigènes, toutes plus ou moins bandées. Ils m'ont regardé avec une expression pitoyablement triste sur le visage. Une femme a arraché ses bandages et a exposé quelques moignons malades restant de ce qui était autrefois des doigts. L'odeur qui régnait dans cet endroit était très mauvaise

; les draps des lits étaient décolorés et sales ; les bandages qui couvraient les plaies de ces pauvres malheureux étaient sales. J'aurais voulu leur dire quelques paroles de réconfort, car mon cœur était triste au-dedans de moi ; mais connaissant très peu la langue, je ne pus faire que quelques gestes amicaux. Frère John leur a dit que nous devrions revenir, et nous étions sur le point de partir lorsque le surintendant a dit : « Vous n'avez pas vu Bridget. En disant cela, il souleva un drap sale qui était attaché à un bâton placé en travers d'une ouverture à l'extrémité du bâtiment, qui contenait une petite pièce, ou alcôve, et découvrit une femme blanche endormie ! J'ai été horrifié de trouver une femme européenne à l'asile des lépreux, et avec rien de plus qu'un drap sale qui la séparait des indigènes. La pauvre vieille, qui avait les cheveux gris, dormait si paisiblement que j'ai supplié l'homme de ne pas la déranger. Quand nous sommes sortis, j'ai demandé qui elle était et j'ai découvert qu'elle était une Irlandaise qui était détenue à l'asile depuis de nombreuses années.

La salle suivante que nous avons visitée a été construite exactement sur les mêmes principes. Il y avait là, je crois, sept femmes. Le surintendant avait quelque chose à dire au sujet d'une jeune fille appelée Bella qui, nous a-t-il dit, étudiait la médecine à la mission médicale d'Umritzar lorsque la maladie s'est déclarée chez elle. La pauvre Bella était allongée sur un lit sale et souriait faiblement alors que nous nous approchions. Ses doigts et ses orteils étaient dans un état épouvantable. Le premier était habillé de quelque chose de noir qui ressemblait à du goudron. Elle ne portait aucun bandage et ses pauvres doigts avaient de grands trous, comme si un animal sauvage y avait mordu des morceaux de chair. Bella était eurasienne, donc elle parlait anglais. J'aurais pu crier à haute voix en regardant impuissante cette jeune fille, abattue dans la fleur même de sa jeunesse, et condamnée à passer le reste de ses jours dans cette horrible demeure de maladie et de mort. "Oh, on ne peut rien faire pour elle ?" J'ai demandé. «Rien», répondit le surintendant; "Je lui donnerai trois ans à vivre, trois ans au plus." Je regrettais que ma question ait suscité une telle réponse ; car la pauvre Bella l'entendit dans un triste silence. J'avais envie de la réconforter, mais je ne trouvais rien à dire ; tout cela était tellement horrible. J'ai cependant décidé que, comme aucune femme ne visitait régulièrement les lieux, je le ferais moi-même. Je n'avais pas peur de la maladie ; Je ne me sentais malheureux qu'en voyant ses pauvres victimes. Je me suis retourné et j'ai parlé à une autre femme en tenue européenne. Elle était juive polonaise et était manifestement atteinte d'une autre sorte de lèpre, car sa peau était couleur indigo et était très gonflée et gonflée, bien qu'aucune plaie ouverte n'était visible sur elle. Elle m'a dit qu'elle était mariée et mère de famille. Elle ne pouvait en aucun cas expliquer son état actuel. Lorsque la lèpre s'est manifestée pour la première fois sur elle, son mari l'a laissée à la dérive et a refusé de la voir ou de l'aider de quelque manière que ce soit. Elle avait économisé un peu d'argent et avait consulté des médecins en Autriche et en Allemagne et avait essayé toutes sortes de prétendus remèdes, mais sans succès. "Avez-vous de l'argent maintenant?" J'ai demandé. « Oui », répondit-elle, « j'ai cent cinquante roupies [environ dix guinées] en banque ; mais je préférerais mourir de faim plutôt que d'y toucher. Je suis un pauvre ici ; mais après la mort, je serai de nouveau une dame. L'argent est pour mes funérailles ; Je serai enterrée dans mon propre cercueil, en tant que juive. Je leur ai demandé s'ils aimeraient lire quelques livres, mais ils ont secoué tristement la tête et ont dit que leur vue diminuait vite et que lire leur faisait trop mal aux yeux. Ils essayèrent de parler gaiement ; mais tout cela était terriblement triste. Frère John pouvait à peine se fier à lui pour parler à la pauvre Bella, alors qu'elle semblait elle-même prête à pleurer. J'ai regardé la misérable nudité de l'endroit et les femmes indigènes accroupies sur le sol, et je leur ai demandé si elles n'avaient pas de chaises, de lavabos, ou plus de meubles que ce que j'ai vu. Ils secouaient la tête. La juive m'a montré un petit réchaud à huile usé et plein de trous et m'a demandé si j'essaierais de lui en procurer un nouveau, car elle n'avait pas de réchaud pour faire bouillir l'eau pour son thé. J'ai constaté qu'ils se lavaient au robinet de l'enceinte, mais qu'ils n'avaient ni baignoire ni lavabo. Les draps de leurs lits étaient censés être changés une fois par semaine : il ressortait de leur couleur qu'ils n'auraient pas pu être lavés plus souvent. Je tiens à insister particulièrement sur la nécessité de disposer de linge de lit et de sous-vêtements propres, tant à cause du caractère offensant de la maladie que de la chaleur tropicale du climat. Dans l'alcôve attenante à cette salle, nous avons trouvé une autre fille, appelée Daisy, dont le surintendant m'a informé qu'elle était d'origine écossaise, mais qui avait été allaitée lorsqu'elle était enfant par une nourrice de Madrassi , qui s'était ensuite révélée être une lépreuse. Ses traits étaient terriblement déformés par la maladie. Ses doigts et ses orteils étaient à peu près dans le même état que ceux de la pauvre Bella, et elle portait une teinte verte sur les yeux. Il y avait dans sa petite chambre deux chaises en osier, ainsi qu'un accordéon, avec lequel le surintendant m'a dit qu'elle avait l'habitude de s'accompagner aux chansons ; qu'elle avait une voix douce et qu'elle chantait souvent aux autres lépreux. « À qui ces femmes s'adressent-elles pour répondre à leurs besoins ? J'ai demandé. «Pour moi», a déclaré M. McGuire. «Je viens ici une fois par semaine.» "Mais n'y a-t-il pas de femme pour s'occuper de telles choses ?" « Non », dit-il ; "Les femmes ne se soucient pas de venir dans des endroits comme ceux-ci." Je me suis évanoui tristement, disant à Daisy et aux autres que je reviendrais bientôt avec des fruits, des fleurs, etc., qu'ils avaient dit qu'ils aimeraient. Ils souriaient tristement, comme s'ils doutaient de ma parole, ayant eu, comme je l'ai découvert plus tard, bien d'autres promesses de ce genre qui n'avaient pas été tenues. La pauvre Bella a été torturée par des mouches qui entouraient ses plaies ouvertes en essaims. L'odeur de la maladie était si forte que j'étais obligé de marcher tout le temps avec mon mouchoir devant le visage. C'était une journée très chaude et je me sentais amèrement désolé pour ces pauvres malades, sans ventilateurs, sans eau de lavande et sans aucun petit réconfort. J'aurais volontiers fui cette demeure pestilentielle, et pourtant je m'attardais, souhaitant dans mon impuissance avoir la puissance de Dieu derrière moi pour me permettre de dire à ces pauvres femmes : « Je le ferai, sois pure. Dans l'état actuel des choses, je ne pouvais que les regarder tristement, me demandant pourquoi Dieu avait autant affligé ses créatures. J'ai traversé, ahuri, une autre salle où se trouvaient neuf misérables indigènes, toutes plus ou moins terribles à voir. « N'y a-t-il pas de médecin anglais pour soigner les femmes européennes ici ? J'ai demandé. «Non», répond le surintendant. "Il y a un médecin indigène, avec un salaire de vingt roupies par mois." « Combien y a-t-il de lépreux ? "Soixante seize." "Mais vous n'avez pas la moitié des lépreux de Calcutta à l'asile ?" "Moitié! Pourquoi nous ne touchons qu'en marge de la lèpre. « Le gouvernement n'a-t-il rien fait en la matière ? « Jusqu'à présent, non, mais une enquête doit être faite un jour en vue d'héberger les lépreux. » « Sont-ils autorisés à entrer et à sortir de l'asile quand ils le souhaitent ? "Il n'y a aucune loi pour les empêcher", a-t-il répondu. « Un lépreux tombe évanoui sur le bord de la route, il est arrêté par la police et transporté en fiacre de troisième classe jusqu'à l'asile. Dès qu'il a pansé ses blessures, qu'il a repris un peu de force et qu'il se sent capable de le faire, il sort à nouveau dans les rues pour mendier. Les Européens ne sortent pas.»

Il nous a ensuite demandé si nous aimerions voir les hommes et, à notre réponse affirmative, il nous a conduits de l'autre côté du terrain, à travers une porte intitulée « Quartier des hommes », et dans trois bâtiments exactement semblables à ceux que nous avions visités. venait de quitter. Nous avons parcouru en silence la première salle, remplie de pauvres spécimens malades de l'humanité. La chaleur et l'odeur de l'endroit, ainsi que les draps sales et les mouches entourant ces pauvres lépreux, étaient un spectacle que je n'oublierai jamais. Un pauvre être à moitié nu était assis dans un coin et essayait d'ajuster un bandage autour de ses jambes, ce qui, avec seulement un ou deux moignons à la place des doigts, n'était pas une tâche facile pour lui. Mon premier réflexe fut de lui réparer le chiffon sale ; mais je me rappelai tout à coup que le contact avec cette terrible maladie pouvait peut-être m'être fatal, ainsi transmis. Dans la salle suivante, qui était encore plus sale que toutes celles que j'avais visitées auparavant, les lépreux indigènes étaient entassés aussi épais que possible. Une odeur horrible imprégnait les lieux. Des morceaux de bandages sales et tachés pendaient ici et là. Sur le sol, recroquevillé sur un morceau de natte indienne, gisait la forme d'un homme au dernier stade de la lèpre. Il me tournait le dos et, bien que je lui dise un mot, il ne fit aucun signe, aucun mouvement. Je me levai et le regardai dans sa misère. Ses pauvres os dépassaient presque de sa peau, qui était tracée sur son corps comme un parchemin. Il gémissait à voix haute, comme s'il était à l'agonie, humidifiant de temps en temps ses lèvres desséchées avec sa langue.

Il n'y avait aucun ami ou préposé à proximité pour lui donner une goutte d'eau. Tous ses compagnons de souffrance dans les services semblaient attendre la fin. J'ai demandé si on pouvait lui donner de l'eau, mais on m'a répondu qu'il valait mieux le laisser mourir en paix. Il était indigène, et les hommes de sa caste n'accepteraient pas, je crois, de boire de l'eau des mains d'un Européen ou d'un récipient à eau européen : je ne sais pas si les angoisses qu'il endurait l'auraient incité à briser sa caste. . Pauvre malheureux, il emportait avec lui notre sincère sympathie dans son voyage vers le pays inconnu, ainsi que notre volonté de l'avoir aidé si nous avions pu le faire de quelque manière que ce soit. Il est mort, m'a-t-on dit, quelques heures après notre départ de l'asile. On avait trouvé sur lui environ six pence en cuivre, somme qui fut dûment remise aux autorités, qui l'enterra selon la coutume de sa race.

Il y avait trois lépreux eurasiens anglophones dans cette salle. Un homme a sollicité ma sympathie en sa faveur au sujet de certains biens qui ont été confisqués à l'État à la mort de sa mère, mais qui, selon lui, lui appartenaient virtuellement. Il avait lutté pour en conserver la possession, et avait adressé une longue pétition à lord Dufferin , qui était alors vice-roi des Indes ; mais, n'ayant pas réussi à prouver sa légitimité, il fut informé qu'on ne pouvait rien faire pour lui. Je l'ai trouvé un homme raffiné, instruit, très friand de lecture des œuvres de George Eliot et de tous les romans bien écrits.

Les autres sont deux garçons eurasiens cousins. L'un a environ 22 ans, l'autre 10 ans. J'éprouvais beaucoup de sympathie pour le pauvre enfant, coupé de tout le monde et condamné à passer ce qui devrait être ses jours les plus brillants dans cet endroit horrible. C'est un joli garçon, avec un visage brillant et un caractère doux et bienveillant ; et se consacre au dessin et à la peinture, ce qu'il sait faire remarquablement bien. Depuis, il a souvent dessiné des chiens, des vaches et différents animaux, et les a disposés sur son lit pour que je puisse les voir et les admirer. En fait, certains d'entre eux furent si bien exécutés que j'aurais aimé les montrer à mes amis, s'il avait été possible de les manipuler en toute sécurité. La lèpre commençait à peine à s'imposer sur lui ; aucune plaie n'était visible, mais ses doigts étaient pliés et il y avait quelques taches menaçantes sur son corps. Son cousin est un lépreux à un stade plus avancé, on serait donc amené à en déduire que la maladie a été transmise par hérédité. Je ne sais pas comment il a réussi à faire aussi bien son dessin et sa peinture, car il n'y avait ni chaise ni table dans la salle, il a donc dû utiliser le lit comme table et travailler à genoux.

Frère John et moi sommes rentrés de la léproserie en silence, car nos cœurs étaient trop pleins pour les mots. Il semblait terrible que des hommes et des femmes vivent au milieu même de cette ville peuplée comme dans un tombeau vivant. Des femmes aussi, de ma caste et de mon pays, laissées seules mourir sans ami au monde. Une dame, Mme Grant, directrice d'une institution connue sous le nom d'École des Orphelins Militaires, à Kidderpore , leur avait rendu visite occasionnellement ; mais lorsque j'y suis allé pour la première fois, quatre mois s'étaient écoulés sans qu'ils la voient. Ceci, j'en suis certain, n'était pas de sa faute ; car elle a bien d'autres tâches à accomplir, et le climat indien permet rarement de bien vivre pendant une période prolongée. Les hommes, les pauvres ! n'avaient eu aucun visiteur pour les aider pratiquement. M. Hall, le pasteur du district, avait l'habitude de lire certains dimanches des prières dans la petite église attachée à l'asile des lépreux ; mais les lépreux n'appréciaient pas les simples mots. Sa femme, Mme Hall, s'est mise à rendre visite aux lépreuses indigènes après que j'aie publié des articles dans notre journal et après avoir réuni un fonds substantiel pour la cause qui me tenait à cœur ; mais, même si elle distribuait des fleurs aux indigènes, elle s'abstenait toujours d'en donner aux femmes européennes et eurasiennes, qui auraient grandement apprécié de tels cadeaux.

CHAPITRE III.
LE RÉCIT QUE J'AI ÉCRIT – BRIDGET – UNE VISITE OFFICIELLE AUX LÉPRÈS.

En rentrant de l'asile, je suis allée immédiatement retrouver mon mari, lui raconter tout ce que j'avais vu et lui demander de m'aider à faire quelque chose pour les lépreux. Il était malheureusement absent et, comme il n'y avait personne d'autre dans la maison, j'ai essayé d'intéresser mon petit garçon au sort du pauvre enfant lépreux que je venais de voir. Son cerveau de bébé ne pouvait pas saisir toute l'étendue de ce que je voulais dire ; mais il comprit assez pour m'offrir son album et me promettre sa boîte à musique et d'autres choses, qui furent toutes dûment remises au pauvre petit lépreux le lendemain.

Je ne pouvais rien faire de la journée à part ruminer ce que j'avais vu. Le soir, les incidents étant frais à l'esprit, je me suis assis et j'en ai rédigé un compte rendu pour notre journal. Cela a suscité chez moi la colère des responsables des lieux, qui avaient accepté la responsabilité de soigner les lépreux. J'ai décrit exactement ce que j'ai vu et senti. Si je n'avais pas écrit la vérité, frère John, qui était avec moi, aurait corrigé mes déclarations lorsqu'on l'avait interpellé à ce sujet, au lieu de les corroborer publiquement, comme il l'a fait ensuite. Mon mari a pleinement accepté et apprécié mon souhait de soulager les malades, et nous nous sommes présentés le lendemain à l'asile avec des offrandes de fruits, de fleurs, d'éventails, de parfum, de biscuits, de confiture, de linge propre pour les pansements, de draps, de sous-vêtements et autant d'autres choses auxquelles je pourrais penser. Ces choses ont été accueillies en larmes par les pauvres femmes, y compris Bridget, que j'avais maintenant l'occasion de voir pour la première fois. M. McGuire n'était pas content de moi. Il a dit qu'ils avaient tout ce dont ils avaient besoin et m'a informé, lorsque j'ai dit aux femmes que je devrais essayer d'obtenir suffisamment d'argent pour leur accorder à chacune une roupie par semaine pour se laver davantage, etc., que la juive avait de l'argent en banque et que mon argent n'était pas nécessaire. J'étais au courant de l'existence de cet argent et de l'usage qui en était fait, et j'ai donc laissé ses remarques passer sous silence. Bridget était un spectacle étrange et bizarre quand je l'ai vue pour la première fois. Elle portait un jupon noir court, arrivant un peu en dessous de ses genoux, et une veste en coton sale qui était autrefois blanche. Elle était visiblement restée longtemps sans bain, car son visage et son cou étaient sales. Ses pieds nus étaient enflés, mais elle ne présentait aucune plaie de lèpre, ni aucune déformation des doigts ou des orteils. Alors qu'elle se tenait au-dessus de moi, une femme grande, décharnée et affamée, j'ai remarqué dans ses yeux un regard sauvage et agité qui m'a semblé être une sorte de défi. Sur une table près d'elle se trouvaient de vieux miches de pain dont toute la mie avait été mangée, ne laissant que la croûte extérieure, que, faute de dents, elle n'avait pas pu manger. Il y avait aussi un peu de lait aigre dans un bol. Je me suis renseigné et j'ai découvert que son régime alimentaire était composé de pain, de lait et d'un peu de sucre grossier, et qu'elle mendiait des restes de curry, ou *de dall* (lentilles) et du riz, aux détenues. Il semble qu'à l'asile des lépreux de Calcutta, il y ait un régime lacté, auquel Bridget a été soumise, et qui consistait en vingt-deux onces de pain et un litre de lait par jour, et un peu de sucre, et un régime carné ; ce dernier étant suffisant pour un adulte, mais le premier ne l'était pas. Bridget avait le choix entre les deux régimes et, comme elle était réticente à sacrifier son lait, ce qu'elle devrait faire si elle choisissait le régime carné, elle a choisi de suivre le régime lacté. Les règles du lieu n'étaient pas suffisamment élastiques pour admettre un régime lacté varié avec de la viande. Bridget était donc obligée, pour garder son corps et son esprit ensemble, de mendier de la nourriture auprès des autres détenues. Elle m'a répondu, lorsque je lui ai demandé pourquoi elle n'avait pas pris de bain, qu'il n'y avait aucun endroit où elle puisse se baigner. À l'extérieur, il y avait un bâtiment en brique qui avait manifestement été construit pour l'usage des femmes autochtones et sans tenir compte des exigences des Européens. Ce bâtiment était divisé en trois petits compartiments, dans chacun desquels se trouvait un robinet pour l'eau et un drain pour son évacuation. Il n'y avait aucune porte d'aucune sorte. Je dois ici expliquer que le robinet, plutôt que la baignoire, plus pratique, a été choisi dans l'intérêt de l'assainissement. Le sol était en pierre ou en béton et le mur devant, qui fermait la vue sur les compartiments de bain, était ouvert aux deux extrémités. Mes lectrices, mes lectrices, comprendront combien il est répugnant pour les femmes blanches de se baigner dans un endroit où elles ne sont pas entièrement à l'abri de l'observation, même de celle de leur propre sexe ; une condition qui n'est pas disponible à l'asile des lépreux de Calcutta. Bridget, ayant été élevée en Irlande avec quelques idées de décence, ne prendrait pas de bain dans ces conditions ; alors je suis parti sans.

Après avoir fait cette découverte, je n'ai pu me reposer jusqu'à ce que j'aie écrit une lettre à M. Lambert, le commissaire de police, pour demander une entrevue. Il a accédé à ma demande et m'a fixé une heure de visite à son bureau. Je trouvai en lui un fonctionnaire typique dont l'exercice de ses fonctions courantes ne lui laissait que peu de latitude pour exercer une sympathie personnelle. Je lui ai raconté l'état de l'asile des lépreux exactement tel que je l'avais trouvé. Il ne m'a donné que peu de satisfaction, mais a terminé en remarquant que lui et le juge Prinsep , qui était président de la Société caritative du district, se rendaient le lendemain matin à l'asile des lépreux, et qu'il serait heureux si je voulais alors montrer leur les draps sales décrits dans mon article paru dans notre journal. J'étais trop impressionné par les manières officielles de M. Lambert pour lui faire remarquer la futilité d'une telle quête ; car le croyant le plus rigide en la naïveté de la nature humaine aurait su que les feuilles destinées à subir l'examen à venir, après tout ce qui avait été écrit et lu sur leur état antérieur, seraient caractérisées , dans la mesure du possible, par une pureté scrupuleuse. Cependant, étant en mesure d'être reconnaissant pour la moindre pitié, j'ai accepté l'offre de M. Lambert et je me suis rendu à l'asile, avec mon mari, le lendemain matin. M. Prinsep , qui, je crois, n'était jamais venu sur place auparavant, parut amusé en me voyant et était peu enclin à prendre l'enquête au sérieux. Sans doute, grâce à mon article, l' asile avait subi un nettoyage en profondeur ; les draps étaient propres et l'endroit rangé. M. Lambert, sans sourire, s'est tourné vers nous et nous a dit qu'il ne voyait aucune raison de se plaindre et que l'endroit était propre. A ce moment, je vis un lépreux mourant, allongé sur un lit crasseux dont les draps étaient couverts de taches de sang et de matière. Je l'ai signalé à M. Lambert, qui a demandé à l'homme à quelle fréquence ses draps étaient changés. "Nous avons une feuille blanche tous les huit ou neuf jours", a répondu l'homme en anglais. J'avais indiqué dans notre journal que le délai était d'une fois par semaine, donc c'était encore plus long que ce que j'avais indiqué. Quand nous sommes sortis, M. Prinsep nous a rejoint et nous sommes allés dans la chambre de Bridget. J'ai demandé à M. Prinsep s'il considérait que 22 onces de pain, un litre de lait liquide et 4 onces de sucre grossier par jour lui suffisaient ? Il s'est tourné vers moi et m'a dit qu'il pensait certainement que c'était suffisant. Je ne pouvais m'empêcher de regarder sa forme corpulente et bien nourrie, et de la comparer à celle de la vieille Irlandaise maigre et affamée, debout à la porte et lui offrant un bol de lait bien arrosé pour son inspection.

Mes lecteurs peuvent imaginer que face à tant d'opposition, je commençais à perdre courage. Pendant que ces personnes inspectaient la cuve dans laquelle étaient lavés les vêtements des lépreux, je suis entré dans la chambre de Daisy et, rassemblant les trois lépreux anglophones – Bella, Daisy et la juive – autour de moi, je les ai suppliés de parler et de parler. informez ces messieurs de leur besoin d'une servante, de lavabos et d'un endroit où ils pourraient se baigner en privé, ainsi que de la mauvaise nourriture dont ils s'étaient plaints auprès de moi. Les pauvres gens ont dit qu'ils le feraient, mais lorsque les trois hommes sévères se sont tenus devant eux et que M. Lambert a demandé, de son ton policier le plus sévère, quelles plaintes ils avaient à formuler, les misérables lépreuses se sont accroupies sur le sol et se sont tues ! Quelles « plaintes » ont-ils osé formuler ? Ne savaient-ils pas que de tels hommes possédaient le pouvoir de les jeter à la rue à tout moment, malades et sans le sou ? L'horreur et la honte d'une lépreuse européenne mendiant dans les rues étaient une idée qu'ils n'auraient jamais pu tolérer – autre chose que cela. On accorde une certaine sympathie aux lépreux indigènes, mais les Européens atteints de la même manière sont considérés plus comme des bêtes sauvages que comme des êtres humains. Auraient-ils pu formuler un mot de plainte dans ces circonstances ? Bien sûr que non. Pour moi, en tant qu'Anglaise, la vue de ces trois lépreuses, recroquevillées devant ces mêmes hommes qui se présentaient devant le monde comme leurs amis et bienfaiteurs, était de celles qui excitaient tous mes sentiments à la rébellion ! Cependant, après tout, je n'étais considéré que comme une unité intrusive, dont le blâme ou l'éloge était une question de totale indifférence pour les personnes de position et de position ; mais qui sait si un Dieu miséricordieux au ciel, le Père des orphelins et des affligés, à qui tous les cœurs sont ouverts, n'a pas vu et n'a pas porté de jugement sur nous tous qui nous tenions devant lui ce jour-là ? C'est peut-être cette pensée qui m'a poussé à retenir ma langue et à m'abstenir de prononcer des mots forts. Quoi qu'il en soit, je parvins à maîtriser suffisamment mes sentiments pour pouvoir parler calmement à M. Lambert, lui montrer le lieu du bain et lui demander, en tant qu'homme qui avait des filles, s'il le considérait comme un lieu de baignade. une salle de bain adaptée aux femmes européennes. M. Lambert, regardant dans le bain, aperçut une indigène prenant son bain et se retira confus. J'ai commenté l'état sans protection des femmes européennes, qui étaient obligées de se baigner dans cet endroit, qui était exposé dans un enclos où les habilleurs, blanchisseurs , cuisiniers et autres indigènes avaient l'habitude de se promener, et j'ai suggéré l'opportunité d'avoir un porte placée dans une des cloisons de bain, qui devrait être munie d'une baignoire, et réservée à l'usage des femmes européennes, peu accoutumées à se baigner comme les indigènes. On m'a informé que de tels ajouts étaient tout à fait superflus et que si les extrémités du mur extérieur étaient arrondies ou incurvées, au lieu d'être droites comme elles l'étaient alors, toutes les exigences quant à l'intimité et au confort des installations de baignade seraient alors satisfaites. . Cela a été fait, mais jusqu'à présent, aucune porte ni baignoire n'a été prévue pour l'usage de Daisy, Bella ou de la juive, qui doivent faire leurs ablutions quotidiennes sous le robinet du mieux qu'elles peuvent. Je dois mentionner qu'il n'y avait aucune disposition dans cet asile pour donner aux patients un bain chaud.

CHAPITRE IV.
CRITIQUE DES JOURNAUX – « VÉRITÉ » ET M. PRINSEP — « LA REINE ».

Comme je l'ai déjà mentionné, les remarques que j'ai écrites sur l'asile des lépreux de Calcutta ont rendu les responsables honoraires de cette institution « fous » d'être « présentés » (ce qui était une conséquence nécessaire de l'apparition d'un récit véridique de cette institution) comme de simples *poseurs* , et non en tant que travailleurs, comme ils auraient souhaité se présenter devant le gouvernement dont ils recevaient un salaire et attendaient une promotion. Etant à la tête de l'institution, et ne l'ayant jamais visité, à ma connaissance, sauf à l'occasion de la visite officielle que j'ai décrite dans le chapitre précédent, M. Prinsep était, bien entendu, mon adversaire le plus acharné. En conséquence parut l'extrait suivant dans la *Vérité* du 10 juillet de l'année dernière :

Truth faisait référence à un récit déplorable de l'asile des lépreux de Calcutta, donné par Mme Alice Hayes, dans un journal local appelé *Hayes' Sporting News* . J'ai maintenant reçu de M. le juge Prinsep , président de la District Charitable Society, qui a le contrôle de l'asile en question, une lettre dans laquelle l'auteur déclare que les déclarations du *Hayes's Sporting News* « sont absolument sans fondement et sont simplement les rapports insouciants et inexacts d'une femme hystérique et irresponsable en quête de notoriété. Le juge Prinsep ne traite pas spécifiquement l'ensemble des déclarations, mais il déclare (1) que dans un seul des six bâtiments « peut-on prétendre qu'il y a une quelconque surpopulation » ; (2) « que les soins médicaux sont appropriés ; » (3) « qu'une personne désignée par Mme Hayes comme un médecin autochtone est le « composé » ; et (4) qu'il pourrait, si cela en valait la peine , « réfuter de la même manière toutes les déclarations de Mme Hayes ». Il m'envoie également copie d'une lettre adressée au nom de la direction à la presse locale ; mais je trouve ici autant d'aveu de la mise en accusation que de déni. Je découvre en outre que dans des articles ultérieurs du *Hayes' Sporting News* , Mme Hayes adhère à ses déclarations originales et souligne que beaucoup d'entre elles sont sans réponse ou sans réponse. Il m'est impossible, à cette distance du temps et de l'espace, d'approfondir la question, mais l'impression qui me reste est que les propos abusifs du juge Prinsep à l'égard de Mme Hayes sont totalement injustifiés et que cet asile pour lépreux sera probablement supprimé. tant mieux pour la lumière qui y a été allumée.

M. Prinsep , en tant qu'avocat (il a été juge à la Haute Cour de Calcutta), connaissait bien la vieille maxime juridique : « quand vous n'avez aucun dossier, abusez de l'autre partie ». Par conséquent, son langage fort, aussi inconvenant qu'il fût de la part d'un homme de haute position officielle et adressé à une femme, était une preuve convaincante que les paroles que j'avais écrites étaient vraies. Son affirmation selon laquelle j'avais commis une erreur dans la désignation du médecin prouve à quel point il était pressé de trouver quelque chose à réfuter ; car le fait qu'un «composé» soit d'un grade inférieur à celui d'un «médecin autochtone» renforçait d'autant mon argument .

J'ai reçu non seulement une aimable tape dans le dos de M. Labouchere ; mais un article très sympathique sous le titre « A Lady's Work Among the Lepers » parut le 22 novembre suivant dans *The Queen* , comme suit :

Un correspondant de Calcutta écrit : « Peut-être que vos lecteurs seront peut-être intéressés d'entendre ce qu'une femme a fait pour les lépreux de l'asile des lépreux de Calcutta. Mme Alice Hayes, correspondante d'un hebdomadaire local intitulé *Hayes' Sporting News* , édité par son mari, le capitaine Horace Hayes, a récemment commencé à écrire dans le journal de son mari une série d'articles sur les organismes de bienfaisance de Calcutta, visitant chacun d'entre eux à cet effet, parmi lesquels le Asile des lépreux de Calcutta. Elle y trouva ensevelis environ soixante-dix lépreux, hommes et femmes, et un ou deux enfants. Parmi les détenus se trouvent des hommes et des femmes eurasiens et européens. Ces derniers semblent, d'après les récits de Mme Hayes, mal dotés du confort de la vie. Deux de ces femmes étaient étudiantes dans certaines de nos grandes écoles publiques avant que la maladie ne se manifeste, et étaient cachées ici par des parents et des amis désireux de cacher une telle visite aux yeux du monde. Mme Hayes a été très touchée par la triste solitude de ces pauvres créatures et décrit leur condition de la manière la plus vivante dans le journal mentionné ci-dessus, invitant l'aide du public à former un petit fonds pour leur fournir un petit confort que l'asile avait omis. pour fournir, tels que des vêtements en quantité suffisante, des draps, des lavabos, des fruits, de la confiture, des papiers illustrés, etc., et se proposant personnellement de visiter l'asile chaque semaine et de distribuer parmi les affligés les petites offrandes. Son appel a reçu une réponse très généreuse et de l'argent, des vêtements, etc. lui ont été envoyés. Noblement aussi, elle remplit, semaine après semaine, la mission qu'elle s'est imposée, allant parmi ces pauvres exclus, et réjouissant leur solitude avec des conversations enjouées et des nouvelles du monde extérieur, et laissant à chaque fois un souvenir de sa bienveillante présence. Dans notre climat tropical, la lèpre revêt son aspect le plus répugnant, et beaucoup d'habitants de notre asile de lépreux se trouvent à un stade très avancé de la maladie. Le spectacle, tel que décrit par d'autres que la curiosité ou la pitié peut-être y ont tenté, est suffisant pour effrayer n'importe quel homme. Je ne pense pas qu'une deuxième visite soit effectuée, aussi bonne que soit l'intention de le faire. Mme Hayes, au contraire, comme je l'ai déjà dit, n'a jamais manqué un seul mardi de rendre visite à ses pauvres semblables qui souffrent. Nous lisons avec admiration les actes de Florence Nightingale, de sœur Dora, de sœur Gertrude, et je pense que nous devrions ajouter à cette liste le nom de notre courageuse jeune citoyenne, Mme Alice Hayes, dont la gentillesse et le courage sont certainement sans égal en Inde.

J'ai reçu de nombreuses critiques dans les journaux indiens. Ceux de Calcutta, qui dépendent largement du soutien des autorités locales, ont principalement soutenu le principe selon lequel le roi ne peut rien faire de mal ; tandis que les journaux libres de toute influence officielle de Calcutta prenaient généralement mon parti. Le résultat fut cependant favorable ; car des souscriptions de toutes les régions de l'Inde sont venues à notre fonds, qui, depuis notre départ de l'Est, a, je suis bien désolé de le dire, diminué. Comme je ne peux plus personnellement stimuler le soutien, je fais la meilleure chose en écrivant ce livre.

CHAPITRE V.
EFFORTS DE CONFORT—NOTRE FONDS DE SOUSCRIPTION—AMÉLIORATIONS.

J'ai réussi, après bien des efforts, à donner à chacune des lépreuses un petit lavabo en étain -émail ; mais les fonctionnaires m'ont opposé beaucoup d'opposition à mes efforts pour alléger leurs souffrances de quelque manière que ce soit. Daisy, qui m'a parlé de la salle de bain, dit qu'elle accroche une serviette devant la porte et assure ainsi son intimité ; mais c'est, au mieux, une misérable pis-aller. Voyant qu'aucune femme n'était prévue pour répondre aux besoins personnels de ces pauvres femmes, que la maladie les rend misérablement impuissantes, nous avons imaginé un projet par lequel une femme autochtone pourrait être amenée à les servir. À ce moment-là, mon article, qui, comme je l'ai expliqué, avait été écrit lorsque la scène qui m'était présentée lors de ma première visite à l'asile des lépreux était fraîche et vive dans mon souvenir, avait été publié dans notre journal et avait donné de bons résultats. . Des colis de linge, des livres, du savon, du thé et diverses choses m'ont été envoyés, ainsi que des abonnements s'élevant à plus de Rs . 800. Sur ce montant, nous avons envoyé un chèque de Rs . 192 au comité de la District Charitable Society, avec la demande qu'une assistante soit fournie aux détenues européennes et eurasiennes de l'asile des lépreux, pour un salaire de Rs . 192. 8 par mois, pendant deux ans. Cet argent fut, je suis heureux de le dire, accepté par le comité, et l'accompagnant se procura. Nous avons lu dans un journal local un article sur le nouveau médicament contre la lèpre du Dr Unna, qui avait été fortement recommandé par le Dr Milton, chirurgien principal de l'hôpital St. John's pour les maladies de la peau, à Londres, et immédiatement transmis au comité de au DCS, de notre Lépreux Fund, un chèque de Rs . 250, avec la demande que l'argent soit utilisé pour acheter le médicament en Angleterre et lui donner un procès équitable à l'asile des lépreux de Calcutta, ainsi que la promesse d'un versement supplémentaire de Rs . 250 pour cet objet si cela s'avère nécessaire. Cet argent fut, après quelques discussions, accepté et une commande de médicaments envoyée en Angleterre. Je ne dois pas oublier de mentionner que nous avons souligné dans notre lettre au Comité l'opportunité de faire essayer ici le nouveau médicament par un médecin anglais. J'avais acquis la confiance du public, qui sympathisait avec moi dans mon travail et m'envoyait de temps en temps diverses sommes d'argent. Les souscriptions mensuelles à notre Lépreux Fund s'élevaient à Rs . 40. Avec cette somme, j'ai pu dépenser Rs . 10 par semaine sur le confort des lépreuses blanches. Je leur ai donné à tous les quatre une roupie chacune, et j'ai dépensé les six roupies restantes en confiture, fruits, biscuits, eau de lavande, fleurs, etc., en réservant toujours quelques roupies, que j'ai échangées contre des pièces de cuivre, et j'ai donné à chaque lépreuse indigène comme autant que je pouvais me le permettre.

Mes visites hebdomadaires à l'asile des lépreux étaient toujours effectuées en compagnie du frère John, qui s'arrangeait pour m'accompagner tous les mardis et qui était mon aide la plus fidèle et la plus sincère dans cette œuvre. Nous avons dû d'abord rencontrer une forte opposition de la part des fonctionnaires ; nous n'avions pas le droit de visiter l'asile sans faire venir le surintendant , ni le droit de donner quoi que ce soit aux lépreux sans que nos cadeaux passent au préalable par ses mains. Je trouvais cet arrangement très désagréable, car parmi mes cadeaux à ces pauvres femmes sans amis se trouvaient des choses qui ne passent généralement pas entre les mains d'un homme, et d'ailleurs j'avais souvent envie de parler aux femmes seules, et la présence de le surintendant n'était en aucun cas souhaitable. Étant totalement impuissant à ébranler les hommes du Comité, qui me considéraient comme un ennemi à contrecarrer à chaque instant et qui me tournait vers le mépris et le ridicule, j'ai fait appel au public par l'intermédiaire de notre journal, de sorte que plusieurs lettres indignées de sympathisants paru dans les quotidiens locaux. Cela a provoqué un changement de front. Mme Smith, la matrone de l'hospice, en face de l'asile, fut chargée de m'accompagner dans mes visites et de distribuer les cadeaux que j'emportais aux lépreux. J'ai également remarqué que certaines améliorations avaient été apportées à l'asile. La chambre de Bridget avait été entièrement séparée de la salle des indigènes par une cloison en bois ; une salle de bains, faite de nattes et de bambous, spécialement destinée à son usage, avait été aménagée dans la petite véranda au fond de sa chambre. La nourriture des lépreux avait également changé et Bridget reçut un peu de curry et de riz, en plus de son pain et de son lait. Les gens qui sont toujours prêts à donner une interprétation entièrement fausse des motivations des autres s'étaient occupés de leurs langues et avaient dit à Bridget et aux autres que je ne les avais pris que comme une « mode », pour les laisser tomber aussi vite que je les avais adoptés. j'en ai eu marre d'eux. Tout cela m'a été dûment répété par les lépreux eux-mêmes, qui avaient commencé à mettre de côté leur roupie hebdomadaire en prévision du moment où les approvisionnements seraient arrêtés. Bien sûr, j'étais blessé et attristé à l'idée que des gens puissent être assez peu généreux pour dire de telles choses aux pauvres lépreux, et j'ai essayé de faire comprendre à Bridget que tant que je resterais à Calcutta, en bonne santé et fort, je ne laisserais rien m'empêchait de leur rendre ma visite hebdomadaire, et que lorsque je n'étais pas en mesure de le faire, faute de dame, frère John avait promis de reprendre le travail. Cela satisfit quelque peu la vieille femme. Elle réfléchit un moment, puis dit : « Oui, je pense que vous dites la vérité, car vous avez toujours tenu vos promesses. J'ai demandé à Mme ——— de m'apporter des harengs rouges, et elle a dit qu'elle le ferait ; mais ils ne sont jamais venus. Quand je te l'ai demandé, tu les as apportés. D'ailleurs, un jeune ecclésiastique est venu ici une fois, une seule fois, et m'a promis de m'envoyer des livres d'images, mais il ne les a jamais envoyés ;

alors, vous voyez, nous n'avons plus beaucoup confiance dans les gens maintenant : nous ne les croyons que lorsque nous les voyons tenir leurs promesses. J'avais souvent l'habitude de trouver Daisy, la juive et Bella ensemble dans la petite chambre de Daisy, parlant de leur affliction. La souffrance et le chagrin ont lié au moins deux de ces femmes dans les liens les plus sacrés d'amitié et d'amour. Un jour, je les ai trouvés très déprimés. Je ne sais pas ce qui s'est passé : je pense qu'il y a eu des ennuis avec les fonctionnaires. Quoi qu'il en soit, ils avaient peur de m'en dire plus que le fait qu'il leur avait été interdit de parler de leur alimentation et de leur traitement, car j'avais publié des articles sur leur état dans notre journal. Quand je leur ai dit que de l'argent avait été envoyé en Angleterre pour le médicament nouvellement recommandé, ils ont été ravis ; m'ont posé beaucoup de questions sur ce que c'était, quand il arriverait, si je pensais que cela leur ferait du bien, et bien d'autres auxquelles je n'ai pas pu répondre.

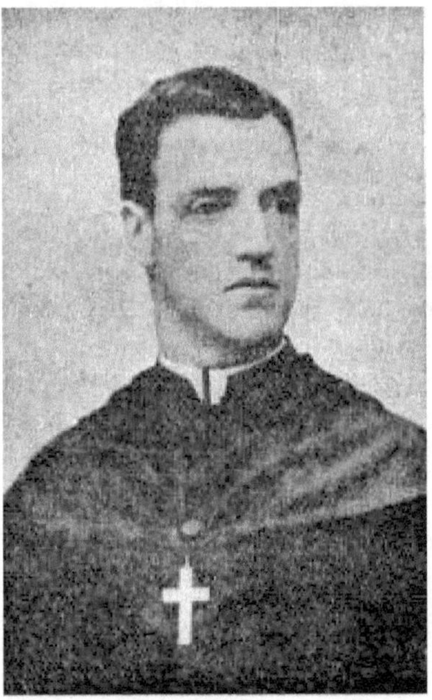

FRÈRE JEAN.

Pour montrer l'horrible négligence, en ce qui concerne les soins médicaux, qui existait dans cet asile de lépreux, je peux mentionner que les patients étaient pris en charge par un «compositeur» indigène (voir la remarque de M. Prinsep à la page 35). Bien que Bridget, la vieille Irlandaise, ait été considérée par les fonctionnaires de l'asile comme une lépreuse, mon mari et moi doutions de l'exactitude de leur jugement dans cette affaire ; car il semblait impossible qu'elle puisse être en aussi bonne santé qu'elle l'était, si elle avait été ainsi affligée depuis une douzaine d'années ou plus, comme ils l'affirmaient. Ses traits étaient aussi réguliers et nets qu'ils le seraient chez n'importe quelle femme de son âge ; et étaient exempts, autant que nous avons pu le voir, de tous tubercules ou nodules particuliers à la lèpre, surtout lorsqu'elle est ancienne. Il n'y avait aucune déformation de ses doigts ou de ses orteils (elle se promenait généralement pieds nus) et il n'y avait aucune tache sur la peau des parties découvertes de son corps. Ses pieds et le bas de ses jambes étaient quelque peu enflés, état qui aurait très facilement pu être provoqué par une faiblesse provoquée par l'insuffisance de la nourriture qui lui était donnée, par les effets du climat énervant, par le manque d'exercice approprié et par âge. Elle ne souffrait d'aucune douleur lépreuse, l'acuité de ses sens n'était en rien diminuée et elle n'était affectée d'aucune lassitude particulière. Le seul symptôme qui chez elle était un peu diagnostique (si l'on me permet d'utiliser un terme médical qui exprime exactement ce que je veux dire) de la lèpre était une sensation d'engourdissement qu'elle éprouvait. Mon mari, qui est membre du Royal College of Veterinary Surgeons et qui a étudié la nature des maladies tant chez les animaux inférieurs que chez l'homme, me dit que cette sensation d'engourdissement n'est pas particulière à la lèpre, mais qu'elle pourrait avoir est née, chez Bridget, d'une autre maladie pas très différente, que Bridget, selon les responsables de l'asile des lépreux, avait contractée il y a de nombreuses années. Je peux également mentionner que cette pauvre Irlandaise était entièrement exempte de cette odeur particulière que le Dr MacLaren (qui n'a pas d'autorité plus expérimentée) considère (voir page 116) comme un diagnostic de lèpre. En outre, Mme Grant, qui s'intéressait à Bridget depuis de nombreuses années, nous raconta que le Dr Kenneth Stewart, qui exerçait autrefois à Calcutta et qui avait examiné Bridget, lui avait dit que l'Irlandaise n'était pas une lépreuse. Comme nous n'avions contre notre affirmation que l'opinion peu professionnelle des gens de l'asile et que nous trouvions horrible que, sur la base d'aussi légères preuves, cette pauvre créature soit enfermée dans une léproserie locale, nous avons demandé et obtenu l'autorisation de la faire examiner par le Dr. . Crombie, surintendant de l'hôpital général de Calcutta. Cela fut fait, et le docteur Crombie donna son avis qu'elle était lépreuse, à cause de l'engourdissement ou *de l'anesthésie* (voir page 116) dont elle souffrait.

CHAPITRE VI.
MISS O'BRIEN—ACTEURS AMATEURS—UNE PERFORMANCE AU SERVICE DE NOTRE FONDS.

Pendant tout ce temps, je ne faisais rien ou presque pour les lépreux. Mes abonnements mensuels n'étaient pas suffisants pour me permettre de leur faire des cadeaux, comme j'aurais aimé le faire. Frère John entreprit de leur fournir du tabac, mais il ne put faire davantage ; car son salaire s'élevait à Rs . 50 (environ 3 10 shillings) par mois, dont il devait se nourrir et nourrir de nombreux marins affamés qui se dirigeaient vers ses chambres. Les femmes autochtones des autres quartiers me demandaient aussi de leur apporter des fruits. Me sentant à l'étroit par manque d'argent, j'ai pris conseil auprès d'une de mes chères amies, Miss O'Brien, qui habitait en face de notre maison et qui m'avait aidé de nombreuses manières dans mon travail. Elle était l'aînée d'une famille nombreuse qui s'est retrouvée presque sans le sou à la mort de son père. Au lieu de demander l'aumône à des amis et à des connaissances, elle ouvrit une école pour les jeunes enfants et, grâce à un travail acharné et constant, réussit à subvenir aux besoins et à aider toute la famille jusqu'à ce qu'elle soit capable de travailler pour elle-même. Une autre sœur possède une belle voix de soprano, formée en Angleterre par Signor Visetti . Elle est maintenant l'une des maîtresses de chant les plus populaires de Calcutta et est en mesure d'aider sa sœur aînée à garder leur vieille mère dans le confort. Ces deux admirables jeunes filles s'intéressèrent beaucoup à mon travail auprès des lépreux. L'aîné lisait mes articles aux écoliers. Plus d'une centaine d'érudits ont entendu parler de Bella et Daisy à l'asile des lépreux. Ils se cotisèrent entre eux et m'envoyèrent de temps en temps diverses petites sommes. La maîtresse d'école, plus habile que moi en comptabilité, se chargea de mon livret de souscription et de l'argent de ma caisse, me donnant chaque semaine ce dont j'avais besoin pour les lépreux. Elle aurait aimé m'accompagner lors d'une de mes visites à l'asile, mais sa mère le lui a interdit, ce qui, compte tenu de sa position de directrice d'une grande école, était peut-être sage. Constatant que notre fonds pour les lépreux diminuait et que je ne pouvais rien faire pour les lépreux mâles, mes amis et moi nous sommes réunis un dimanche après-midi et avons rédigé un appel pour plus d'argent, que nous avions imprimé et distribué dans Calcutta. Nous avons également imaginé un programme de divertissement au profit de la Lépreuse, à laquelle nous contribuerions tous. J'ai suggéré qu'une pianiste joue un solo, que mon amie chante quelque chose, que nous demanderions à quelques amis messieurs de chanter aussi, que les écoliers pourraient terminer la première partie avec la jolie schottische des Highlands sur laquelle ils avaient dansé au théâtre. leur dernier jour de distribution des prix, et que j'organiserais le jeu de « Our Bitterest Foe », une jolie petite pièce pour trois acteurs, qui remplirait la deuxième partie du programme . Hélas! la réalisation d'une performance n'est pas du tout aussi facile qu'il y paraît. Mme De Montmorency Smith ne promettra de participer à aucun concert sans avoir préalablement fait soumettre à son approbation les noms des autres interprètes . Alors Miss de Courcy Jones ne se produira que si elle peut choisir sa propre place dans le programme . Les hommes, je dois le dire, se comportent généralement mieux. Ayant promis leur aide pour la bonne cause de la charité, ils ne s'inquiètent pas souvent avec de mesquines ruses. La pièce que nous proposions était difficile à mettre en scène. Ceux de mes lecteurs qui l'ont vu joué en Angleterre se souviendront que chacun des trois personnages nécessite beaucoup de jeu d'acteur solide et fort. J'avais beaucoup d'aides ; car les acteurs amateurs ne sont pas rares en Inde ; mais ils n'étaient pas du bon genre. Il est étrange que presque tous les acteurs amateurs soient des comédiens médiocres ! Notre première répétition fut tout à fait ridicule. L'homme qui a essayé le rôle du digne général prussien, Von Rosenberg, a estimé qu'il était correct de s'asseoir en présence d'une dame, les pieds sur une chaise ! J'avais aménagé mon salon en scène et j'avais mis chaque chaise à sa place, de sorte que, bien entendu, je ne pouvais pas permettre au général de tout bouleverser. Quand je lui en ai parlé, il a répondu avec raideur : « Qu'il voulait rendre le rôle le plus naturel possible, et que les hommes, lorsqu'ils se reposent, *s'assoient* dans cette position. » Sachant qu'une pièce ne peut pas réussir, si chaque acteur est autorisé à adopter les « affaires » qui lui plaisent, je lui ai dit que M. John McLean m'avait appris sa façon de jouer la pièce, et que je préférerais qu'elle soit exécutée selon ses instructions. . Mon général ôta ses pieds de sa chaise avec un grognement de colère. J'ai découvert qu'il balbutiait dans les moments d'excitation, et quand il me regardait et commençait son premier discours en disant : « Vous êtes sssss... ad, Mademoiselle ? mon autre acteur, qui devait jouer le rôle d'Henri de la Fère , et qui écoutait derrière un paravent, éclata d'un tel éclat de rire que nous ne pûmes continuer pendant quelque temps. En entendant cela, le général se leva de sa chaise et parcourut la scène à grands pas, appelant Henri à venir jouer lui-même le rôle, s'il pouvait faire mieux. Il s'est calmé au bout d'un moment et nous avons pu reprendre. Lorsqu'il en arrivait aux lignes : « Je suis Prussien, Mademoiselle », il accentuait le mot « Prussien » en frappant du poing sur la table avec tant de violence, que moi, qui étais assis de l'autre côté, suivant ses discours avec le livre, fut surpris et le laissa tomber. Cela provoqua des éclats de rire répétés de la part d'Henri, qui exaspérèrent tellement le général qu'il refusa de dire un mot de plus. Je ne l'ai pas pressé de le faire ; car j'ai vu que son jeu ne serait pas satisfaisant ; nous avons donc pris le thé de l'après-midi et avons passé des moments agréables avec de la musique. Une fois les amateurs partis, j'ai décidé d'abandonner mon idée de pièce de théâtre et de me contenter d'un concert, et d'engager pour l'occasion la mairie de Calcutta.

J'ai découvert que j'avais de nombreux amis gentils pour m'aider à organiser mon concert. Outre les artistes, qui offraient volontiers leurs services gratuitement, il y avait M. George, un artiste intelligent, qui travaillait à cette époque sur un journal illustré appelé *The Empress* , et qui dessinait les programmes pour moi ; MM. Thacker, Spink and Co., qui les ont fournis et imprimés gratuitement ; la Great Eastern Hotel Company, qui envoya ses ouvriers avec des drapeaux et des draperies pour décorer l'hôtel de ville ; et un certain nombre d'autres bonnes personnes qui ont toutes contribué au succès de cette soirée. Le groupe des Volontaires, dirigé par Herr Kuhlmey , a joué pendant l'entracte ainsi qu'après le concert. Frère John et moi avons eu une dure journée de travail devant nous pour arranger la scène et la décorer de fleurs et de lampes féeriques. Il s'est procuré une quantité de conifères et, à nous deux, nous avons réussi à donner une très belle apparence à la scène. Il avait une grande maquette d'un navire fabriquée par les marins et dont il était à juste titre fier, disposée parmi les drapeaux et les fleurs au centre de la scène où le public pouvait la voir et l'admirer à sa guise. Frère John et mon mari ont pris les billets et ont conduit les gens à leur place. Le concert a été une réussite à tous points de vue. Mme Bushby , médaillée d'argent et l'une des meilleures pianistes d'Inde, a joué les accompagnements. Les solistes étaient Miss O'Brien, Miss Stuart, Mme Turnbull, M. Eastly , M. Hartland et le père Hopkins, tous amateurs bien connus de Calcutta. J'ai récité deux morceaux et j'ai reçu un accueil très chaleureux de la part du public nombreux lorsque je suis monté sur scène. Je pensais qu'après toutes les hostilités que nous avions rencontrées à propos de cette question de lépreux, je devrais avoir une petite maison ; mais bien qu'aucun des fonctionnaires de l'asile des lépreux ni leurs amis n'étaient présents à notre concert, tant d'autres personnes sont venues que nous avons dû prévoir davantage de chaises pour les accueillir tous, et la mairie était bien remplie. J'ai repris courage en voyant cela et j'ai récité dans mon meilleur style, gagnant un rappel chaleureux de la part de mon public, qui semblait très satisfait de ce que j'avais fait. Miss O'Brien était, bien sûr, la *prima donna* de la soirée, et tous les autres interprètes ont eu beaucoup de succès avec leurs chansons.

CHAPITRE VII.
LÉPRÈS BLANCS—DR. MACLAREN—CHALEUR ET MISÈRE.

Depuis ma première visite à l'asile, deux autres hommes avaient été admis, tous deux européens. Un homme est anglais et travaillait sur le chemin de fer. Il a réussi, avec la roupie hebdomadaire que je pouvais lui donner, à obtenir un médicament spécial qui, dit-il, lui fait beaucoup de bien. Il m'en a montré dans une petite boîte en fer blanc. Cela ressemblait à des feuilles de tabac et dégageait une odeur particulière. Il en fait des pilules et en prend plusieurs chaque jour. Il existe des centaines de médicaments de charlatan différents qui sont présentés comme des « remèdes » contre la lèpre, mais je n'ai guère confiance en aucun d'entre eux. Ce lépreux anglais est entièrement dénué de ressources et partage, au moment où nous écrivons ces lignes, une salle commune avec des indigènes. Son seul mobilier est le lit sur lequel il repose ; pas même une chaise pour lui permettre de s'asseoir. Il n'a pas de lavabo, ni aucun autre meuble. Dans le lit voisin de lui se trouve un homme d'origine française ; un très mauvais cas. La lèpre a pris une telle emprise sur lui que je doute qu'il vive longtemps. Il était autrefois employé à l'usine des eaux de Calcutta et plusieurs lettres avaient paru dans les quotidiens, écrites par différentes personnes qui l'avaient vu, commentant le danger de permettre à un lépreux d'occuper ce poste. Il fut libéré peu après la parution de ces lettres, une pension lui étant accordée pour subvenir aux besoins de sa famille. J'ai entendu dire qu'il avait transmis la maladie à sa femme. Bien que deux Européens purs aient été admis dans la salle des hommes, rien n'a été fait pour les mettre à l'aise. Comme le Dr MacLaren traite différemment ses patients européens ! Cet admirable monsieur ouvrit en 1879 un asile de lépreux pour indigènes à Dehra Dun, dans le nord de l'Inde, où il exerçait. Cette institution a été entièrement financée par des contributions volontaires et le Dr MacLaren a consacré autant de temps que possible à tenter de maîtriser cette horrible maladie avec l'aide de tout ce que la science médicale peut accomplir. Dans le rapport de cette année de l'asile de Dehra Dun, nous lisons : « Au cours de cette année, un Européen – le premier – a été admis à l'asile. Cependant, comme il n'appartient pas à ce district et qu'il a été admis sur sa propre demande urgente, je peux ici faire une brève déclaration à son sujet. M. CWJ, qui est dans sa quarante-sixième année, était autrefois dans une bonne situation dans un bureau du gouvernement ; mais il y a environ dix-neuf ans, une tache est apparue sur son corps qui, au bout de quelques années, s'est transformée en plaies défigurantes. Il s'est rendu en Angleterre en congé pour tirer le meilleur parti d'un traitement à domicile. Après être resté et avoir reçu des soins pendant un certain temps, il a dû revenir sans avoir reçu le bénéfice qu'il espérait avec tant de confiance. Peu de temps après, il fut exclu du service avec seulement une gratification ; mais après avoir fait appel au gouvernement, il réussit finalement à obtenir une pension.

En juillet, il déposa pour la première fois une demande d'admission ; mais comme il n'y avait rien pour loger un Européen dans l'institution, je ne pouvais pas l'encourager beaucoup. En fin de compte, le gouvernement local et le surintendant du Dun, M. Nujent , ont magnanimement fourni des fonds permettant de fournir un logement et du mobilier convenables. Un petit cottage, composé d'une pièce, d'une chambre, d'un placard et d'une véranda dans un coin du jardin, a été modifié et abandonné à son usage, et M. J. est venu ici en octobre. Mes lecteurs en apprendront peut-être que le Dr MacLaren *considérait* les besoins d'un Européen comme étant entièrement séparés et distincts de ceux des indigènes, et organisait un logement convenable pour celui dont il avait la charge, avant sa réception. À Calcutta, cela n'est pas le cas et jusqu'à l'heure où nous écrivons ces lignes, les Européens se rassemblent avec les indigènes dans une salle entièrement dépourvue de meubles, à l'exception d'un lit chacun. Ce n'est pas par nécessité ou par manque de fonds ; car la District Charitable Society est l'une des plus riches de Calcutta. Je peux ici expliquer à ceux de mes lecteurs qui n'ont pas vécu à l'étranger que, aussi pauvre et misérablement affligé qu'un homme ou une femme européenne puisse être, le seul bien auquel ils s'accrochent et sur lequel ils accrochent leur dernier lambeau de fierté personnelle quand tout autre chose dans le monde les a quittés, c'est leur nationalité. C'est pourquoi ils ressentent amèrement dans leur cœur, même lorsqu'ils sont trop accablés pour exprimer leurs sentiments par des mots, toute tentative de les classer sur un pied commun avec les indigènes. Le même esprit louable animait saint Paul lorsqu'il prétendait qu'il était Romain.

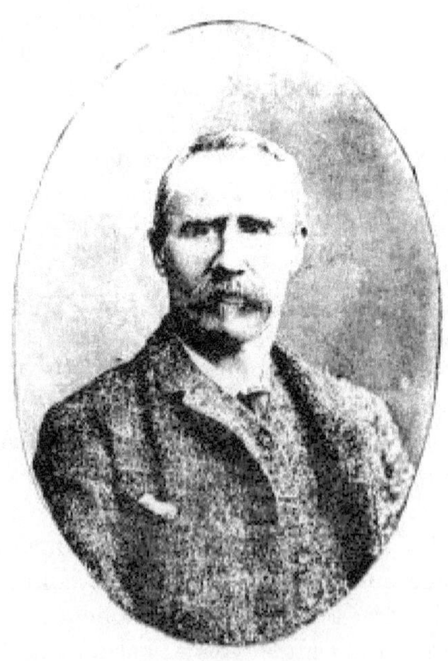

À cette époque, le temps à Calcutta était extrêmement chaud. Un mardi, alors que je me rendais à l'asile, mon poney, visiblement accablé par la chaleur, chancela et semblait incapable de continuer. Apercevant des cochers baignant les tempes de leurs chevaux avec des chiffons mouillés dans un point d'eau sur la route, j'arrêtai mon poney et demandai à mon palefrenier indigène de lui faire de même. Cela l'a réanimé et nous sommes arrivés sains et saufs à l'asile sans autre incident. Le lendemain, en ouvrant le journal *Statesman*, j'ai lu que cinq chevaux du tramway étaient morts d'une insolation au moment même où mon poney était affecté par la chaleur. Les lépreux de l'asile le ressentaient beaucoup et l'odeur de la maladie était assez entêtante. J'ai envoyé un gallon de phényle pour l'asile des lépreux ; mais M. Lambert (le commissaire de police, qui a la charge de cette institution) a écrit sur ma note : « rendez ceci à Mme Hayes, avec remerciements », et le phényle m'est revenu. Bien que quelques mois se soient écoulés, pendant lesquels ces fonctionnaires ont pu constater par eux-mêmes que j'essayais de faire de mon mieux pour le bien des lépreux et que je travaillais tranquillement ; ils ont néanmoins choisi de maintenir leur attitude hostile à mon égard et de faire tout leur possible pour me blesser et m'irriter de toutes les manières possibles. Même M. McGuire a dû penser que je n'étais guère traité ; car, en me rendant mon phényle et en le mettant dans la voiture, il me montra la lettre de M. Lambert et m'assura qu'il agissait sur ordre. À ce moment-là, j'entendis le rugissement d'un certain nombre d'animaux sauvages qui se battaient. Je me rendis à la salle des femmes indigènes d'où il venait, et vis un certain nombre de lépreuses se précipitant toutes vers le lit sur lequel j'avais placé les sous que j'avais comptés pour chacune d'elles, et essayant de s'emparer du tout, déchirant et s'affrontant comme autant de tigres. Mme Smith a réussi à rétablir l'ordre après un certain temps ; mais la vue de ces femmes malades à l'air répugnant, enveloppées dans des haillons sales et des bandages essayant de se faire du mal pour quelques sous, était une vue que je n'oublierai jamais. La chaleur était accablante ; tout allait mal ; le phényle que Daisy avait demandé à plusieurs reprises n'a pas été autorisé, et je suis rentré chez moi ce jour-là, malade et misérable.

CHAPITRE VIII.
BESOIN D'UN FOYER POUR LES LÉPERS EUROPÉENS ET EURASIENS - NOTRE RÉUNION PUBLIQUE.

Le Dr Wallace, un ami venu déjeuner, après en avoir discuté avec moi, a proposé qu'au lieu de travailler chaque semaine à l'asile gouvernemental des lépreux sous de nombreuses restrictions vexatoires, il serait préférable d'essayer d'ouvrir un foyer pour les lépreux européens et eurasiens. lépreux où ils pourraient trouver refuge et réconfort, et être loin des indigènes également affligés. J'entrai volontiers dans l'esprit de la proposition, mais je doutais qu'il y ait suffisamment d'argent pour faire fonctionner une telle institution. Nous ne voulions pas que cela repose sur les épaules d'un seul homme ou d'une seule femme ; mais souhaitait qu'il soit correctement géré par un comité compétent désigné à cet effet. J'étais favorable à ce que le foyer proposé soit confié à des Sœurs de la Charité qui, m'a dit la révérende Mère Mathilde du couvent de Loretto , viendraient d'Angleterre si nous pouvions leur assurer un logement et de la nourriture, et qu'elles consacreraient leur vie à cette sainte cause. Cette idée n'était pas généralement approuvée par mes amis protestants, qui disaient que les catholiques seraient certains de vouloir faire du prosélytisme auprès des personnes dont ils avaient la charge, et que, même si les sœurs consacreraient tout leur temps au soin des lépreux, mes souscriptions tomber directement, je les ai placés sous un corps religieux spécial. En outre, il existe en Inde une certaine méfiance suspecte à l'égard des catholiques, qui vient, je pense, de la jalousie ; car il est généralement admis, bien qu'à contrecœur, que les catholiques gèrent bien mieux leurs institutions caritatives publiques que les personnes d'autres confessions. Nous avons décidé qu'il serait préférable de tester la proposition du Dr Wallace auprès de l'opinion publique et de convoquer une réunion à l'Institut Dalhousie, qui possède une salle utilisée à ces fins. Nous avions l'intention de présenter deux résolutions lors de cette réunion. La première était de montrer la nécessité d'un tel foyer ; car, bien que l'asile gouvernemental ait donné refuge aux lépreux européens et eurasiens, il les a placés dans des conditions que peu d'entre eux, si pressés qu'ils soient par leur misère, pourraient accepter. Le Dr Wallace promit de parler de ce point et de dire à l'auditoire, comme il nous l'avait déjà dit, qu'il connaissait, par expérience personnelle, vingt à trente de ces malheureux qui vivaient dans leur propre maison à Calcutta au danger de leurs amis et du grand public. Outre cette vingtaine de lépreux dans la métropole, il doit y avoir des centaines de lépreux européens et eurasiens dispersés dans toute l'Inde. Seule une très petite proportion de ces cas est portée à l'attention des résidents anglais ; car les parents de ces lépreux font naturellement tous leurs efforts pour empêcher que l'existence de la maladie dans leur famille ne soit connue, à cause de l'interdiction terrible qu'elle imposerait à tous les autres membres. Inutile de dire que personne, dans son bon sens, ne se marierait sciemment dans une famille atteinte de la lèpre héréditaire, ni même n'aurait de relations intimes avec de tels parias. En raison de la perversité de la nature humaine, de tels cas se produisent parfois. L'une était celle d'un jeune gentilhomme, beau, bien connecté, charmant dans ses manières, doté de grandes capacités naturelles et d'une conduite irréprochable, qui tomba amoureux d'une jeune dame dont la famille avait une trace de sang indigène et travailla sous le stigmate murmuré de la lèpre. Les parents du jeune gentilhomme usèrent de tous les moyens en leur pouvoir pour empêcher leur union, et lui dirent clairement que si elle avait lieu, ils ne le connaîtraient plus. Leurs supplications et leurs menaces furent vaines ; le mariage a eu lieu ; certains enfants sont nés ; quelques années s'écoulèrent heureusement malgré l'aliénation de ses amis, puis les effets de la terrible maladie éclatèrent chez la jeune épouse. Le mari essaya, avec un héroïsme rare, de garder un visage joyeux sur le chagrin qu'il s'efforçait de cacher, et obtint le meilleur avis médical du monde, mais en vain ; car la maladie allait progressivement vers sa fin dans son cours incontrôlable. Entre autres à Calcutta, nous en connaissions un qui allait régulièrement à l'église et s'asseyait à côté de ses confrères fidèles ; un deuxième se rendait aux réunions de l'Armée du Salut locale et serrait la main des membres de sa secte religieuse ; un troisième vivait avec ses parents, frères et sœurs, dont aucun n'avait développé la maladie ; un quatrième vivait avec sa femme et sa famille (la femme et les enfants étant apparemment en bonne santé) et gagnait une vie précaire en mendiant. Nous avions entendu parler d'un planteur qui, pendant que nous étions à Calcutta, avait amené un de ses frères, atteint de lèpre, à Calcutta dans le but de le placer à l'asile des lépreux ; mais, voyant que cela ne convenait absolument pas aux besoins d'un homme blanc, il le ramena avec lui dans sa propre maison. Mon mari connaissait un officier de l'armée indienne, qui était cantonné dans le même poste que lui, et qui est devenu lépreux. Lorsque son état ne pouvait plus être caché, en cas de sortie en public, il était pratiquement fait prisonnier, dans sa maison, par ses amis, qui le protégeaient des regards extérieurs jusqu'à sa mort. Mon mari connaissait également le cas tout aussi triste d'un homme employé par le gouvernement en Inde, qui avait contracté la lèpre et dont le frère (son seul parent dans ce pays), dès qu'il en avait eu connaissance, ne venait plus voir. lui ou avoir des relations sexuelles avec lui. Bien que certains de ses amis planteurs d'indigo, avec la bonté de cœur qui caractérise tous les planteurs indiens, lui rendaient visite de temps en temps et essayaient de lui remonter le moral, il devait vivre et mourir avec seulement ses serviteurs indigènes à ses côtés. Nous connaissons deux autres cas de lèpre parmi nos connaissances en Inde ; mais celles-ci n'en sont qu'à leurs premiers stades, et ne sont pas assez avancées pour empêcher les malades de paraître en public. Je puis mentionner que le *Lancet* du 18 juillet de cette année (1891) rapporte un cas de lèpre à Lisburn

(Irlande) chez un homme qui avait contracté la maladie à Rangoon (Birmanie), où il résidait dix ans. Il existe de nombreux autres cas où des Européens ont contracté la maladie à l'étranger. Tout homme blanc démuni qui deviendrait lépreux en Inde devrait y rester ; car le gouvernement, à juste titre, ne voulait pas le renvoyer chez lui.

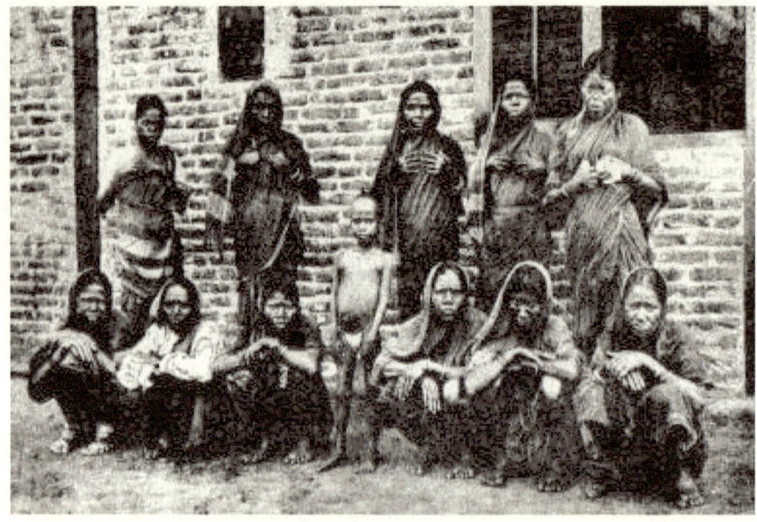

FEMMES LÉPREUSES.

Ce que nous soutenions et soutenons encore, c'est que si un hôpital était créé près de Calcutta, ou dans un autre centre approprié , pour l'accueil des lépreux européens et eurasiens, et s'il offrait un foyer confortable où l'on pouvait obtenir un confort médical et une assistance médicale appropriée , la grande majorité de ces pauvres créatures profiteraient volontiers de l'occasion de se procurer un lieu de repos, de recevoir des soins médicaux et de soulager leurs amis de leur pesante présence. Je peux souligner en passant qu'un tel asile devrait, dans des limites raisonnables, être doté de moyens permettant de rendre la vie des détenus aussi brillante que possible. Tout en appliquant une ségrégation stricte, les patients devraient disposer de suffisamment d'espace à l'intérieur de l'enceinte de l'établissement pour se promener et se livrer à tous les divertissements inoffensifs adaptés à leur état. En outre, ils doivent être considérés comme des malades que les médicaments et les traitements hygiéniques appropriés peuvent grandement soulager, même s'ils ne peuvent pas, dans l'état actuel de nos connaissances, maintenir le cap. En Inde, les lépreux européens et eurasiens ne disposent pas d'un tel endroit où entrer. S'ils vont à l'asile de Calcutta, ils seront traités comme des autochtones ; ils n'auront pas de « confort médical » ; ils seront nourris d'une manière inadaptée aux Européens, ou aux exigences de leur maladie, qui exige un régime libéral ; ils ne pourront pas prendre de bain chaud ; ils n'auront pas non plus de serviteurs pour les laver et les habiller, s'ils sont trop faibles ou impuissants pour le faire eux-mêmes ; ils n'auront aucune raison d'entrer ; ils n'auront aucun moyen de loisirs, comme pourraient leur offrir une bibliothèque, un jardin à cultiver, etc.; ils n'auront même pas de punkahs pour rafraîchir l'air et éloigner les mouches pendant la chaleur intense de l'été ; ni moustiquaires pour permettre de dormir la nuit. En faisant ces remarques, je ne veux pas dénigrer la gestion du Calcutta Leper Asylum, qui est prétendument destiné uniquement à l'accueil des indigènes ; mais je tiens, avec insistance, à souligner la nécessité pressante d'un hôpital ou d'un asile pour les lépreux européens et eurasiens, soit près de Calcutta, soit dans un autre centre pratique en Inde, et de les placer dans une position plus confortable qu'ils ne pourraient l'espérer. obtenir chez eux. La deuxième résolution concernait la formation d'un comité et la discussion des voies et moyens pour obtenir les fonds nécessaires.

Le matin fixé pour la réunion, nous avons été ravis de lire dans tous les journaux locaux une annonce selon laquelle le gouvernement avait décidé de prendre en charge les lépreux et de construire des logements séparés et adaptés aux patients européens et eurasiens. Cet avis nous éloigna du fardeau de l'entreprise que nous nous proposions de tenter ; car il ne serait pas nécessaire que nous essayions d' organiser un foyer face à une telle annonce. Cependant, comme nous avions convoqué la réunion et qu'il était alors trop tard pour la reporter ou pour expliquer les choses d'une autre manière, nous avons décidé de la laisser avoir lieu et de présenter simplement notre première résolution montrant l'absence immédiate de un tel foyer, et de laisser la question en suspens pour le moment, en attendant l'action du gouvernement. Quelques heures avant la réunion, mon mari a rencontré l'un des membres du comité de la District Charitable Society, qui l'a averti qu'une manifestation hostile avait été préparée pour annuler l'effet de toute résolution présentée par lui. Ce monsieur a informé mon mari que le secrétaire rémunéré de la District Charitable Society, dont le père était le surintendant rémunéré de l'asile des lépreux, avait envoyé une circulaire à tous ceux qui, selon lui, pourraient l'aider, leur demandant d'assister à notre réunion et de soutenir la contre-résolutions ou amendements que son parti présenterait. L'initiative de cette démarche était prise soit par le secrétaire lui-même, soit par quelqu'un qui l'utilisait comme agent volontaire ; car la sanction du comité n'avait pas été obtenue en l'acceptant, et elle n'avait pas non plus été examinée. Le membre du comité en question nous a exprimé sa vive sympathie et a regretté que sa position officielle l'empêche de nous accorder son soutien public. En soulignant l'extrême inconvenance de l'action hostile du secrétaire de la District Charitable Society, je puis mentionner qu'il s'agit d'un jeune Eurasien, dont la position sociale et les qualifications personnelles ne l'autorisent en aucune façon à s'adresser à ses employeurs, par circulaire , comme il l'a fait. Par conséquent, je conclus que, si chaleureux et intéressés qu'aient pu être ses sentiments, il a agi uniquement et entièrement sur ordre secret, dont la responsabilité, ou d'une enquête sur sa conduite non autorisée , reposait sur le président de la Société de Charité du District.

La réunion eut lieu et la seule résolution qui fut avancée fut celle de reconnaître la nécessité d'un asile ou d'un lieu séparé pour les lépreux européens et eurasiens, en dehors de celui pour les indigènes. Mon mari, qui l'a proposé, a soutenu que, puisque le gouvernement avait décidé de reprendre le travail, nous ne pouvions rien faire de plus que de montrer notre volonté de contribuer à renforcer les mains du gouvernement par tous les moyens possibles et d'exprimer notre opinion qu'un tel projet cette institution était cruellement nécessaire. Il informa ensuite l'auditoire de la circulaire privée et demanda à ses auditeurs s'il était juste ou juste que des hommes viennent à cette réunion avec l'intention délibérée de contrecarrer une bonne œuvre, dont le but était uniquement et entièrement d'atténuer les conséquences. souffrances des plus misérables de nos concitoyens. L'opposition a présenté des amendements imprimés aux arguments controversés que notre parti n'avait pas avancés, car de tels arguments n'étaient plus nécessaires maintenant que le gouvernement avait annoncé son intention de se saisir de cette question. La démangeaison fatale de parler était si forte chez ces messieurs, qu'ils ne voyaient pas l'absurdité de combattre les paroles non dites. Malgré leur éloquence et la présence de leurs partisans, leur amendement, mis aux voix, fut perdu.

CHAPITRE IX.
ESPOIR—KATE REILLY.

En attendant avec impatience l'action du gouvernement, nous avons abandonné notre idée de démarrer le foyer proposé et avons décidé de consacrer l'argent que nous avions collecté précédemment à fournir un petit confort aux détenus de l'asile gouvernemental des lépreux, que nous avons continué à visiter tous les mardis. et pour répondre à leurs petits besoins. D'autres lépreux, qui vivaient à Calcutta, à l'extérieur de l'asile, entendirent parler de notre travail là-bas et prirent l'habitude de venir chez nous pour l'aumône. Nous accordions deux roupies par semaine à un Eurasien qui était un grave lépreux et qui essayait de subvenir aux besoins de sa femme et de sa famille avec ce qu'il pouvait gagner en mendiant. Il avait été détenu à l'asile gouvernemental ; mais, comme il constatait qu'il n'y recevait que peu ou pas de soins médicaux, il préféra vivre dehors et se procurer, dans la mesure de ses moyens, un traitement spécial auprès d'un médecin indigène de la ville. Il m'a dit qu'il allait beaucoup mieux et qu'il espérait être bientôt guéri et pouvoir à nouveau travailler pour sa famille. L'espérance, la glorieuse espérance, est toujours présente même chez les créatures de Dieu les plus horriblement affligées. J'ai vu les traits déformés du lépreux s'éclairer comme si une lumière s'était soudainement allumée en eux à la mention du mot « espoir » ; une lumière que même des années de souffrance et de déception n'ont pas pu éteindre.

L'une des premières lépreuses à avoir entendu parler de mes visites à l'asile fut une jeune fille, Kate Reilly, qui vivait dans un quartier très fréquenté de la ville et qui m'envoya chercher pour la voir. La personne qui apportait le message ressemblait à une commerçante convenablement habillée, citait plusieurs textes de l'Écriture, dans le but, je suppose, de m'inciter à aller chez son amie, et finissait par me raconter tout ce qu'elle avait fait pour elle. . Quand j'ai revu Kate par la suite, elle m'a dit de revenir de mon propre gré et de ne pas l'obliger à envoyer Mme ———, qui lui facturait toujours la location d'un taxi lorsqu'elle exécutait des commissions pour elle. J'ai eu quelques difficultés à voir Kate lorsque j'ai appelé pour la première fois. L'adresse que m'a donnée la femme qui est venue chez moi se trouvait dans une ruelle près de Chandney Choke, l'un des bidonvilles les plus bas et les plus densément peuplés de Calcutta. C'est ici que l'on peut voir exposé à la vente tout ce qu'il est possible d'imaginer, depuis un marteau et des clous ou un crochet à bouton, jusqu'à une tenue complète pour homme ou cheval. À côté des cuisses de mouton maigre et misérable, on verra un ensemble de harnais, criards et bon marché ; des selles qui font plaindre le malheureux cheval ou poney sur le dos duquel elles seront placées ; des chapeaux et des bonnets garnis de morceaux de satin des couleurs les plus voyantes que l'on puisse trouver ; des sommiers, du tabac, des friandises, des cadenas, des livres anciens et mille et un objets divers reposent sur les bancs de Chandney Choke. Des marins et des soldats ivres, en uniforme de Sa Majesté, gagnant honnêtement un sou en vendant le *cri de guerre de l'Armée du Salut* , des fainéants métis, des mulâtres et des personnages « louches » venus des quatre coins du monde semblent toujours rôder là-bas à la recherche de l'argent ou l'aventure. Sachant qu'il serait dangereux pour une dame d'entrer seule dans l'un de ces repaires, j'ai demandé à un ami gentleman de m'accompagner et j'ai roulé du mieux que j'ai pu à travers la foule jusqu'à ce que nous arrivions à l'allée où habitait Kate Reilly. Ici, la route était trop étroite pour être empruntée, alors nous sommes descendus du piège et avons marché jusqu'à la maison. Il y avait un numéro dessus, mais pas de porte, seulement une arcade. En y entrant, j'étais conscient de la « légère » odeur de lèpre dont je me souviens bien ; nous savions donc que nous étions arrivés à la bonne adresse. Nous avons traversé l'arcade et sommes entrés dans une petite cour dans laquelle jouaient un certain nombre d'enfants eurasiens. La cour était entourée de tous côtés par des maisons habitées par plusieurs familles pauvres. Kate Reilly occupait quelques chambres au rez-de-chaussée de celle du côté droit. Alors que je m'apprêtais à me diriger vers cette chambre dont la porte était ouverte, je fus accueilli par une femme indigène (*musulmane*), occupée à nettoyer ses ustensiles de cuisine. Sans se lever du sol où elle était accroupie, elle m'a dit qu'aucune personne comme celle dont j'ai parlé n'habitait là. En entendant ma voix, Kate a crié de l'intérieur en anglais : « Oh, oui ; Je m'appelle Kate Reilly, je veux te voir ! La femme autochtone a ensuite déclaré en hindoustanee que « Miss Baba n'avait pas de vêtements ». "Je pourrai bientôt les enfiler", appela Kate de l'intérieur. La femme se trouvant battue, fit un dernier effort pour m'empêcher de voir sa maîtresse en courant lui dire qu'un « sahib » (messieur) était avec moi ! Cette annonce, heureusement, ne l'a pas empêchée de venir rapidement. Lorsque Kate se présenta devant moi à la porte de sa chambre, je fus horrifié en la voyant. Ses pieds étaient enveloppés de bandages, ses jambes étaient presque couvertes de plaies, tandis qu'un bras exposé à la vue était une masse de pourriture et de corruption. Elle portait un jupon sombre arrivant un peu au-dessous de ses genoux, une chemise et un châle rouge jetés sur la moitié de ses épaules, laissant le bras malade, trop douloureux pour être mis en contact avec un vêtement, nu tel que je le voyais. C'est une jeune femme d'environ vingt-quatre ans, de parents irlandais, et dont la sœur est religieuse dans un couvent catholique de Calcutta. Cette sœur, dit-elle, n'est pas autorisée par son Ordre religieux à lui rendre visite, ni à aller dans le monde ; elle est donc entièrement laissée à la merci de la femme indigène, dont j'ai parlé. Kate m'a dit qu'elle avait des parents bien connectés, mais qu'ils ne l'approchaient jamais. Son oncle paie le loyer de sa chambre, mais le reste de ses besoins est pourvu par une dame charitable, qui lui accorde l'équivalent de 30 shillings. un mois, mais qui part pour l'Angleterre à la fin de cette année, alors qu'elle craint que cet argent ne continue plus à lui être versé. Elle a été très troublée par cela et m'a demandé si je pensais que quelqu'un enverrait de l'argent lorsque son allocation cesserait. Elle m'a également dit qu'elle était très malheureuse entre les mains de la servante indigène et qu'elle avait essayé de toutes ses forces, mais sans succès, d'obtenir qu'une chrétienne indigène s'occupe d'elle ; car si elle devait mourir, elle n'aimerait pas être seule avec un païen. Elle a dit qu'elle se rendrait volontiers à l'asile gouvernemental des lépreux, si un logement convenable lui était fourni. Elle y était allée quelques années auparavant, mais elle ne pouvait pas rester dans une chambre avec des lépreux indigènes. Elle m'a demandé si les choses avaient changé maintenant et si elle pouvait obtenir une chambre pour elle seule, ou une chambre dans laquelle se trouveraient uniquement des femmes blanches, si elle y allait. J'ai dû lui dire qu'elle ne le pouvait pas et, hormis le fait d'être entièrement seule et à la merci de sa servante, elle se sentait plus à l'aise dans sa petite chambre. En me demandant si je pouvais lui apporter quelque chose, elle m'a dit qu'elle aimerait un drap imperméable, car ses plaies étaient si gênantes qu'elle ne pouvait pas dormir confortablement sans un drap. Elle m'a également demandé de lui rendre visite aussi souvent que possible et d'amener d'autres personnes qui seraient ses amis lorsque je quitterais l'Inde, comme j'allais bientôt le faire.

CHAPITRE X.
L'ARCHIDEACON MICHELL—DISPOSITION DE NOTRE FONDS—LE CHAT LÉPREUX—LE GARÇON IDIOT.

Alors que notre séjour à Calcutta touchait à sa fin, et que j'étais réticent à quitter mes amis lépreux sans avoir réussi au préalable à intéresser une dame ou un monsieur influent à eux et à leur triste état, j'écrivis à l'archidiacre Michell et lui fis un rapport complet. compte de mon travail, et je lui ai demandé s'il prendrait en charge l'argent de mon fonds et ferait de son mieux pour les lépreux après mon départ. Il m'a envoyé une aimable lettre en réponse, promettant de répondre à ma demande et me demandant de fixer un jour où il visiterait avec moi l'asile des lépreux, ainsi que Kate Reilly. Le mardi suivant, l'archidiacre et moi, accompagnés de Mme Grant, de mon mari et de frère John, avons rendu visite aux lépreux de l'asile et à Kate Reilly, qui étaient tous ravis de voir tant de visages amicaux. Kate Reilly nous a remerciés encore et encore d'être venus et a donné à Mme Grant quelques petites commissions. Elle demanda également un peu de sous-vêtements et s'efforça de faire comprendre à l'archidiacre Michell son besoin immédiat d'une servante chrétienne. Elle m'a dit qu'elle avait entendu parler d'une femme chrétienne indigène qui vivait à cette époque avec un homme, qui s'en allait, alors qu'elle pourrait venir comme servante auprès de Kate. En remarquant que cela ne semblait pas être tout à fait le genre de personne à choisir, la pauvre Kate a déclaré qu'il n'y avait pas de choix en la matière, que seuls les parias les plus dégradés se soucieraient de s'occuper des lépreux et que personne ne le ferait. consentir à accepter un tel travail s'ils étaient en mesure de gagner leur vie d'une autre manière. Le révérend M. Michell parut très impressionné par ce qu'il avait vu et promit d'aller rendre visite à Kate Reilly et aux autres lépreux à l'occasion. Nous avons convenu qu'il prendrait en charge l'argent qu'il me restait dans ma caisse de lépreux et qu'il tiendrait les livres, et que frère John continuerait à rendre visite aux lépreux chaque semaine comme d'habitude, emportant avec lui tout ce dont ils pourraient avoir besoin et donnant à chaque Européen. et le lépreux eurasien une roupie, comme j'avais l'habitude de le faire. Il remettrait le compte de tout l'argent ainsi dépensé à M. Michell . Avant de quitter Calcutta, j'ai dépensé environ 20 £ de l'argent du fonds pour acheter des chemises en coton, des couvertures, des chemises de nuit et des mouchoirs pour les femmes, ainsi que des chemises pour les hommes de l'asile des lépreux ; car il est nécessaire, pendant la chaleur intense de Calcutta, de changer fréquemment de sous-vêtements . Lorsque je vis pour la première fois les lépreux, ils se plaignaient amèrement du manque de linge propre et étaient ravis lorsque je pus leur en procurer une bonne quantité. Les personnes en bonne santé, même parmi les indigènes qui en ont les moyens, changent fréquemment de linge pendant les fortes chaleurs. On peut voir ceux qui ne possèdent pas de vêtements de rechange laver leur unique costume tout en effectuant leurs ablutions dans l'un des nombreux réservoirs ou lieux de baignade de la ville. Si la chaleur intense rend le bain et le changement de vêtements si impératifs pour toutes les personnes, riches et pauvres, mes lecteurs reconnaîtront immédiatement la nécessité de fournir à ceux qui sont atteints d' une maladie répugnante et nauséabonde comme la lèpre une quantité généreuse de linge propre ; du moins pendant les mois les plus chauds de l'année. J'avais l'habitude de plaindre beaucoup les pauvres Daisy et Bella dans cette chaleur épouvantable. Bridget n'avait pas de plaies et ne semblait pas du tout affectée comme ces pauvres filles ; car on ne sentait jamais aucune mauvaise odeur dans sa petite chambre. Je puis mentionner qu'une des particularités de la lèpre est que ceux qui en souffrent supportent très mal la chaleur. C'est pourquoi les lépreux aiment généralement s'asseoir à l'ombre et se protéger des rayons directs du soleil. Je les ai souvent entendus se plaindre que leur sang semblait en feu. La peau de la juive avait pris une étrange couleur bleue , peut-être à cause des médicaments qu'elle avait pris, mais elle n'était pas défigurée par des plaies répugnantes comme Daisy et Bella ; même si elle se plaignait d'une odeur très désagréable provenant de sa peau. Tout, même les textes sur les murs de la pièce où se trouvait Daisy, semblait puer la lèpre. N'importe qui, même avec les sentiments les plus brusques, frémirait au contact de cette odeur épouvantable, et ne pourrait manquer de suggérer la nécessité d'utiliser des désinfectants pour la maîtriser. Bridget, qui aimait les animaux, même si je ne sais pas comment elle parvenait à les nourrir, s'est fait offrir un chat par Mme Grant. Avec le temps, cette chatte est devenue mère et, pour le plus grand plaisir de Bridget, lui a présenté une belle famille de chatons écaille de tortue. Mme Puss a, je crois, contracté la lèpre ; car son visage est très défiguré ; elle n'avait presque plus la vue, et de l'eau coulait de ses yeux, comme je l'ai remarqué chez certains lépreux. Frère John a attiré mon attention sur cet étrange chat, et nous avons tous deux convenu que nous n'avions jamais rien vu de pareil auparavant. J'ai lu, quelques mois après, que les médecins de la Commission de la Lèpre de Simla avaient inoculé à des lapins le bacille de la lèpre, et qu'en les tuant peu de temps après, on avait trouvé dans leurs corps des tubercules ou des nodules lépreux. Après avoir lu que les lapins peuvent être vaccinés contre la lèpre, je n'ai aucun doute sur le fait que le chat de Bridget est atteint de la maladie, et probablement ses chatons aussi. En Inde, il n'est pas prudent de caresser des chats ou des chiens, ni de les laisser dormir dans des lits avec des enfants ; car il leur est possible de transmettre des maladies d'un endroit à l'autre. Même si je serais désolé de priver la pauvre Bridget d'un petit plaisir, je dois dire que je ne pense pas qu'un chat doive être gardé dans une léproserie ; car il est presque impossible de se taire ou de contrôler ses mouvements à tout moment, et rien n'empêche qu'après avoir été caressée par des lépreux et léché leurs plaies, elle aille chez une personne saine et soit embrassée et caressée par des lépreux. jeunes enfants.

J'ai attiré l'attention du public, par l'intermédiaire de notre journal, sur un garçon idiot indigène qui, bien que n'étant pas lépreux, était détenu depuis longtemps à l'asile des lépreux de Calcutta. Il semble, d'après ce que m'a dit M. McGuire, qu'il y a quelques années, un enfant autochtone qui était déformé de telle manière qu'il lui était impossible de marcher ou de se tenir debout, et qui avait l'habitude de se déplacer sur le sol en position assise, a été trouvé à l'extérieur. l'asile des lépreux. Les lépreux l'avaient nourri et lui , bien que n'étant pas lépreux, avait été autorisé à vivre avec eux à l'asile. Lorsque j'ai fait remarquer le danger de le laisser vivre entièrement avec des lépreux, manger et dormir avec eux, et que j'ai suggéré son éloignement, M. McGuire m'a informé qu'il n'y avait aucun endroit où lui, un fou difforme et inoffensif, pourrait être mis, et qu'il vivait avec les lépreux depuis de nombreuses années, étant sans doute parfaitement heureux. Ce garçon se trouve à l'asile des lépreux de Calcutta au moment de la rédaction de cet article et, jusqu'à présent, il n'a développé aucun signe d'avoir contracté la maladie. Un autre indigène, un très mauvais lépreux, a été expulsé de l'asile et jeté dans la rue pour mauvaise conduite . Nous avons ici un lépreux couvert de plaies expulsé de l'asile par M. McGuire, et avec, je présume, l'entière sanction du commissaire de police, pour avoir refusé de maintenir l'ordre dans ses murs. A l'asile de Bombay, il y a des cellules pour les réfractaires ; mais à Calcutta, ils sont envoyés avec leur maladie et leur misère dans les rues pour se mêler aux personnes en bonne santé et constituer une source de danger pour tous ceux avec lesquels ils entrent en contact. Ils n'ont même plus droit au misérable abri et à la protection que leur offre l'asile des lépreux de Calcutta. Il est grand temps que de tels scandales soient révélés et que des mesures promptes soient prises par le gouvernement pour la ségrégation des très mauvais lépreux comme l'homme dont je parle ; car lorsqu'il est venu chez moi pour me raconter son histoire, ses plaies coulantes n'étaient pas bandées, et mon petit garçon jouait tout près de l'endroit où il était accroupi. En outre, dans les bazars bondés de Calcutta, il entrerait en contact étroit avec un certain nombre d'enfants indigènes en bonne santé, qui se promènent tout nus et qui pourraient être vaccinés contre cette maladie.

CHAPITRE XI.
LES MONALES DU COUVENT DE LORETTO.

Je suis très heureuse de dire que j'ai reçu beaucoup de sympathie et d'aide dans mon travail de la part des religieuses du couvent de Loretto . Bien que membre de l'Église d'Angleterre, j'ai trouvé la Révérende Mère Provinciale, Mère Mechtilda , Mère Antonia et les sœurs de Loretto House, qui prenaient le plus grand intérêt à mon travail parmi les lépreux et utilisaient, par leurs aimables conseils et leur aide financière, , pour m'encourager et m'aider de toutes les manières possibles. J'ai fait leur connaissance en envoyant mon petit garçon à l'école dans leur couvent dans les collines. Par temps chaud, il s'avère nécessaire d'envoyer autant d'enfants que leurs parents peuvent se permettre de payer, loin de la chaleur de Calcutta, dans le climat plus frais de Darjeeling ou dans n'importe quelle station de montagne adjacente, où les petits restent jusqu'à la fin de leur séjour. la température devient suffisamment fraîche pour qu'ils puissent retourner à leurs études dans les plaines. J'ai envoyé mon garçon une saison à Darjeeling avec les religieuses, et c'est en organisant son voyage que j'ai rencontré pour la première fois mes aimables amis. J'aimais aller chez eux ; car tout était très paisible à Loretto . Il n'était pas rare de voir un mendiant assis à la porte du couvent en train de manger un repas que les religieuses lui avaient apporté ; c'est leur coutume de ne jamais renvoyer une personne affamée sans lui donner ce qu'il y a de nourriture dans le couvent. Les pauvres, sachant cela, recevaient souvent un repas des religieuses. Quand je sonnais, j'étais toujours sûr d'un accueil chaleureux ; car une ou plusieurs de mes amies étaient sûres d'être à la maison et, étant toutes Irlandaises, mon accueil fut cordial et sincère. Leur joli salon n'était en aucune manière richement ni somptueusement meublé ; mais le confort plutôt que l'effet était étudié au sein du couvent.

L'éclat du soleil était masqué, des fleurs fraîches étaient toujours sur la table ; tandis que les poissons d'or et d'argent nageant dans un bol semblaient frais et rafraîchissants. Un certain nombre de gravures religieuses et une quantité de travaux d'équipage exquis, réalisés par les élèves et les religieuses, donnaient à la pièce un aspect plus simple que celui que l'on trouve habituellement dans les salons à l'étranger.

Les religieuses elles-mêmes, dans leurs robes blanches immaculées, dépourvues de draperies ou de toute ornementation, sont si gentilles et si féminines que l'on touche immédiatement à elles. Avant d'avoir connu une heure la chère vieille Mère Provinciale, je me suis retrouvé à lui raconter tous mes malheurs et mes ennuis, et, encouragé par sa bonté, je me suis senti plus capable, après de telles visites, de lutter contre le monde ; car il n'y a rien de plus réconfortant que la véritable sympathie d'une femme pour une autre. Elle me donnait une tape encourageante sur l'épaule et me disait : « Continue, ma chérie ; continuez à faire de votre mieux pour ces pauvres lépreux, et nous prierons pour vous ; toutes les religieuses prieront pour le succès d'une œuvre comme la vôtre. C'est tellement agréable de voir les jeunes travailler de manière réfléchie pour ceux qui sont gravement touchés. Mère Provinciale ne m'a pas seulement encouragée par des paroles, mais elle a souscrit une souscription parmi les religieuses et m'a envoyé une somme d'argent pour ma caisse de lépreux. Elle a fait tout cela à sa manière calme et douce, sachant que je professais une croyance différente de la sienne ; mais elle renonça à tout préjugé, parce qu'elle pensait que je faisais du bon travail. Je n'ai que les souvenirs les plus agréables et les plus reconnaissants des religieuses ; car je leur ai invariablement trouvé les mêmes bons amis, à travers de bons et de mauvais rapports, tout le temps que j'étais à Calcutta. Ils auraient dû entendre et lire assez de propos désobligeants à mon égard pour les retourner entièrement contre moi, s'ils n'avaient pas cru à fond en ma sincérité ; car des personnes intéressées, qui ne croyaient pas que quelqu'un puisse travailler pour une cause honnête s'il était animé uniquement par des motifs de justice - nous ne dirons pas de charité - ont écrit leurs opinions sur moi dans les journaux locaux, dans lesquels ils ont essayé de me tenir responsable. dérision. Cependant, le public, sachant que je n'avais personnellement rien à gagner et que je ne trouvais aucun plaisir possible à aller dans les repaires de la maladie, autre que celui d'aider ceux qui ne pouvaient en aucun cas s'aider eux-mêmes, m'a apporté son soutien et on m'envoyait de temps en temps de l'argent pour le confort des lépreux. Je pense que je dois remercier les religieuses pour une grande partie de l'argent qui m'est venu ; car ces dames possèdent une influence illimitée parmi un grand nombre de personnes bien pensantes, et elles l'ont utilisée en faveur des lépreux, de sorte que de nombreuses roupies m'ont été envoyées par leur intermédiaire.

Un jour, j'ai causé beaucoup de surprise et d'amusement en demandant à Mère Mechtilda de venir prendre le thé avec moi. C'est d'elle que j'ai appris qu'ils ne sortent jamais du couvent que pour aller dans un autre, et qu'ils ne se promènent pas sur la voie publique. J'ai osé dire qu'il était dommage que de si bonnes femmes s'enferment alors qu'elles pourraient travailler dans le monde parmi les pauvres et les malades. « Notre Ordre ne nous permet pas, » répondirent-ils, « de sortir ; nous enseignons aux jeunes. Il y a des religieuses, des sœurs de charité, des Petites Sœurs des Pauvres et bien d'autres Ordres dont le travail les emmène dans le monde. Nous enseignons et aidons à habiller les enfants pauvres.

Pendant que je me disais cela, une cloche sonna et la Mère, me demandant de l'excuser, s'agenouilla dans la pièce où nous étions assis et pria quelques minutes, après quoi nous reprenâmes notre conversation. J'aurais aimé lui demander quelle cloche l'appelait à la prière, mais je n'aimais pas discuter d'un sujet aussi solennel que celui-ci le serait pour elle. Ils ne me renvoyaient jamais sans un joli bouquet de fleurs fraîches, qui seraient cueillies dans le jardin pendant que j'attendais. Ce joli signe était généralement accompagné d'un chaleureux « Que Dieu vous bénisse » lorsque je me tournais pour quitter le couvent. Ils ne se consacraient pas exclusivement à des sujets sérieux au point d'oublier les besoins corporels de leurs visiteurs. Lors des journées chaudes, un verre rafraîchissant de limonade glacée et des biscuits étaient toujours prêts, et les besoins de chacun étaient souvent anticipés avec bienveillance avant d'être révélés. Je suis désolé de dire que j'ai été expulsé de Calcutta par télégramme avant de pouvoir rendre une visite d'adieu à mes aimables amis. Je suis sûr de n'avoir pas de sympathisants plus sincères dans ce travail que les religieuses du couvent Loretto , dont le souvenir des paroles et des actions aimables sera toujours précieusement gardé dans mon cœur.

CHAPITRE XII.
MÉDECINE—PAS DE BAINS CHAUDS—UN VERRE LAID—JOUR DE NOËL À L'ASILE DES LÉPREUX—LE GARÇON LÉPREUX—M. BAILEY.

À l'asile des lépreux, les choses ne s'annonçaient pas brillantes. Les médicaments du Dr Unna, arrivés de Londres, n'ont pas fait l'objet d'un procès équitable. Le médecin européen sous la surveillance duquel il était administré, n'ayant lui-même aucune confiance dans aucun des remèdes prescrits contre la lèpre, n'avait pas soumis ses patients à un traitement régulier. Il était médecin en exercice à Calcutta et nous ne pouvons lui reprocher d'avoir refusé de superviser personnellement le traitement des lépreux. Un praticien connu pour fréquenter régulièrement les lépreux trouverait les gens réticents à le consulter pour des affections ordinaires, et sa pratique en souffrirait. Les lépreux avaient les médicaments ; il donnerait des instructions sur son application ; mais qu'ils l'acceptent ou non, c'était leur propre affaire. Un résident de l'hospice, qui avait été apothicaire, était employé à distribuer les médicaments utilisés par les lépreux, mais il n'y avait aucun médecin qualifié pour surveiller ou être présent lorsque ces médicaments étaient administrés. Daisy a refusé d'essayer les médicaments du Dr Unna. Quand je lui ai demandé pourquoi, après avoir eu tellement hâte qu'ils arrivent, elle m'a répondu qu'elle accepterait de prendre les pilules, mais qu'il fallait appliquer sur le corps une sorte de pommade grasse et que, comme il Comme il n'y avait pas d'eau chaude dans laquelle elle pourrait se baigner, elle attendrait les mois chauds pour pouvoir prendre un bain et laver la graisse. Ceci, je peux l'expliquer, s'est produit pendant ce qu'on appelle le temps froid, lorsque les lépreux se trouvaient dans l'impossibilité de prendre des bains froids ; on préférait donc, en l'absence de chaleur, s'en passer. La préposée payée sur notre fonds aurait dû être informée, si elle avait été surveillée, de fournir des bains chauds à ses pensionnaires ; mais étant une femme indigène de classe inférieure, qui préférait faire le moins de travail possible pour son salaire, elle ne se souciait bien sûr pas de s'embarrasser de la peine supplémentaire de se procurer de l'eau chaude, lorsqu'elle n'y était pas obligée. En outre, il était tout à fait sans précédent qu'un quelconque « confort médical », tel qu'un bain chaud, soit accordé à tout détenu de l'asile des lépreux de Calcutta. La juive, qui utilisait ce médicament, en avait, dit-elle, en tirer beaucoup de bénéfice. J'aurais aimé consulter certains fonctionnaires au sujet de ce médicament, car Kate Reilly en avait demandé un peu pour l'essayer ; mais, bien que près d'un an se fût écoulé depuis que j'avais commencé mes visites aux lépreux, ces messieurs choisirent de maintenir leur attitude hostile à mon égard. J'ai demandé à M. McGuire si l'on pouvait se procurer de la pommade pour les lépreux qui vivaient en dehors de l'asile, et il a répondu que ce n'était pas possible, donc je n'ai pas pu en donner à Kate Reilly. Bridget ne se souciait guère du nouveau médicament ; car, heureusement, il n'y avait aucune plaie sur son corps, aucun de ses doigts ou orteils n'était déformé, et elle ne semblait pas souffrir de la lassitude qui semblait tant déprimer le moral des autres détenues. Elle était toujours prête à m'encombrer de commandes pour les choses les plus ridicules, qu'elle me faisait écrire sur mes tablettes en sa présence. Un jour, elle voulait une maison de poupée et elle fut très en colère contre moi parce que je n'avais pas réussi à en trouver et à en prendre une du genre qui lui plaisait. Un autre jour, elle a demandé un miroir, car elle n'avait pas vu son visage, disait-elle, depuis vingt ans ! Je lui ai apporté un petit objet ornemental ; mais quand elle le regarda et vit son visage, elle se mit très en colère et dit qu'elle n'avait jamais vu un miroir aussi laid de sa vie ! J'ai regardé dedans et j'ai dit que tout semblait aller bien. "Oui", a-t-elle répondu avec son riche accent irlandais, "C'est très bien pour les jeunes, peu importe à quel point ils sont laids, la jeunesse est toujours belle. Ce sont les vieux, comme moi, qui veulent de belles lunettes. Frère John a souri au compliment unilatéral que j'avais reçu, et nous avons convenu de lui apporter un autre verre qui ne « la rendrait pas laide ». Alors que nous quittions l'asile, nous avons entendu la voix de Bridget appeler : « Maintenant, M. Jack (frère John), n'oubliez pas de vous souvenir du miroir ! Bridget avait pris une manière enfantine de vouloir tout ce qu'elle voyait ; alors, quand nous lui rendions visite avec des affaires pour les autres détenues dans le panier, elle fouillait toujours dedans et disait : « Qu'est-ce que c'est ? "Qui va avoir ça?" "Pourquoi tu ne m'apportes pas ça?" et ainsi de suite, jusqu'à ce que nous fussions obligés d'adopter le projet d'aller dans sa chambre après avoir fait le tour des autres salles, et lorsque le panier fut vidé de toutes les choses sauf celles que nous avions apportées pour elle. Un jour, quand je lui ai dit que j'allais quitter l'Inde, elle a renvoyé frère John hors de la pièce et m'a dit de sa manière la plus câline : « Donnez-moi un bon caractère envers les nouvelles personnes qui viendront quand vous partirez, sinon elles gagneront. ça ne m'apporte rien. Ne leur dites pas que je demande des choses qui appartiennent aux autres ; Je dis, donnez-leur un bon caractère ! La pauvre vieille Bridget avait mené une vie si dure que je suppose qu'il était devenu naturel pour elle de penser à elle avant tout le monde. Elle était parfois très particulière et son esprit vagabondait. Elle parlait alors d'une manière étrange de sa jeunesse. D'après ce qu'elle disait à ces occasions, j'ai appris qu'elle avait été corsetière et qu'elle restait assise « à coudre nuit et jour, à coudre ». Parfois, elle répétait ces mots encore et encore et semblait totalement inconsciente de notre présence ; puis, après quelques minutes de conversation décousue, elle regardait quelques fleurs que j'avais apportées et disait tout à coup : « Vieilles roses fanées, pourquoi ne m'apportes-tu pas des fleurs fraîches ? J'essayais de lui expliquer que le long trajet dans la chaleur depuis ma maison jusqu'à l'asile les avait fait tomber, et je lui disais que si elle les mettait dans l'eau, ils ressusciteraient. Mais pendant que je parlais, elle « discutait » d'autre chose et n'entendait pas un mot de ce que je disais. Parfois, si elle pensait que nous restions plus longtemps avec Daisy ou avec les autres qu'avec elle, elle se mettait en colère et disait des choses très peu élogieuses sur nous tous ; mais nous le prenions en bonne partie, car la pauvre vieille Bridget n'avait pas tout à fait raison. Parfois, elle m'effrayait presque avec les histoires étranges de fantômes et de diables qu'elle disait avoir vu se promener dans les environs. Elle m'appelait et me disait : « Cet endroit est plein de démons ; il y a des démons partout et des ossements morts sous cette pièce. Vous ne savez pas ce qui se passe ici la nuit, et ce sont tous des démons ; Je crie et je crie et personne ne vient, parce que l'endroit est plein de démons. Nous lui disions que tout cela n'était qu'imagination ; mais elle ne se lassait pas de nous parler de leurs déprédations. Elle était une avare confirmée et rangeait tous les vêtements que je lui apportais de temps en temps, au lieu de les porter. Elle a dit qu'elle voulait qu'ils « gardent ». Cela l'amusait d'avoir un tablier ou une robe de chambre gaie, de le plier et de le mettre dans une boîte, afin de pouvoir le sortir et l'admirer, lorsqu'elle voulait voir quelque chose de joli.

Mes lecteurs auront sans doute découvert par eux-mêmes que, parmi les lépreuses, celle que je préférais était Daisy. Bella était aussi une fille adorable, mais elle parlait rarement à qui que ce soit. La juive était gentille et gentille ; mais, comme Bridget, je serais très déçu si j'oubliais quelque chose qu'elle avait demandé. Daisy était toujours la même. Tout ce que je lui ai apporté, elle l'a reçu avec des remerciements reconnaissants ; mais elle appréciait surtout mes visites régulières. Elle avait bon cœur et était pleine de respect doux et affectueux pour Bella, qu'elle traitait comme une sœur cadette. Tout ce que Daisy disait ou faisait était juste aux yeux de Bella. Les deux étaient inséparables. Daisy, qui surveillait généralement *le ménage de Bridget* autant qu'elle le pouvait, me racontait souvent les caprices de la vieille femme, dont beaucoup provoquaient l'amusement général. La juive, qui parlait avec un fort accent allemand, prononçait parfois mal les mots d'une manière qui faisait rire Daisy. En voyant cela, elle se mettait très en colère et boudait longtemps. Je dois mentionner que certains étrangers, comme nous, ont une grande répugnance à ce qu'on se moque de eux et traitent souvent ce qui est en réalité une plaisanterie inoffensive comme une grave insulte. Cependant, Daisy ne pouvait s'empêcher de rire joyeusement de temps en temps de certaines des erreurs particulières de la juive, mettant ainsi cette dame si sérieusement en colère qu'il en résulterait une froideur prolongée entre eux. La juive me racontait ces querelles et me demandait de parler sérieusement à Daisy ; mais, quand je l'ai fait, Daisy m'a dit que, sans vouloir offenser ou blesser l'autre de quelque façon que ce soit, elle trouvait impossible de s'empêcher de rire lorsque la juive disait des choses aussi drôles qu'elle le faisait souvent. Alors que Noël approchait à grands pas, Daisy, secondée bien sûr par Bella, m'a demandé d'aller les voir le jour de Noël. Elle a essayé de parler calmement de mon départ d'Inde, mais elle s'est effondrée et a fondu en larmes. Au lieu de la réconforter, j'ai pleuré aussi et je me suis senti très désolé et misérable. Le matin de Noël, j'ai emporté avec moi autant de souvenirs gais et joyeux de la saison sous forme de bonbons et de « goodies » que je pouvais imaginer. La salle des hommes avait été entièrement décorée par le petit lépreux avec des inscriptions écrites en couleur . "Gloire à Dieu au plus haut des cieux" était disposé au-dessus de l'entrée de leur triste demeure, et à proximité, sur un carré de papier rose, les mots "Que Dieu bénisse le capitaine Hayes, que Dieu bénisse Mme Hayes et frère John". Celui-ci est resté longtemps affiché à l'entrée de la salle, jusqu'à ce que toutes les décorations soient retirées. Daisy et les autres n'avaient pas décoré leur salle, mais ils nous souhaitaient à tous un « Joyeux Noël » et nous remerciaient encore et encore d'être venus ce jour-là dans une demeure aussi douloureuse que l'asile des lépreux. J'avais du mal à être joyeux et à leur souhaiter un « Joyeux Noël » en retour. Cela semblait tellement moqueur de leur suggérer de la gaieté. Les crackers gais, avec leurs guirlandes et leurs couleurs vives , n'y semblaient pas à leur place. Noël, avec sa joie et son allégresse, ne semblait apporter aucun réconfort à leurs cœurs tristes. J'admirai les décorations de la salle des hommes et acceptai un bouquet de roses de mon jeune ami lépreux, dont le visage rayonnait de plaisir lorsqu'il me les tendit. Les fleurs avaient été arrangées avec le plus grand soin par l'enfant, qui est un véritable artiste, avec un sens aigu du beau, et j'ai eu pitié de jeter ensuite son offrande, hors de vue de la lépreuse ; car je ne pouvais rien rapporter de cet endroit infecté. Daisy avait chargé Mme Smith, la matrone de l'hospice, de m'acheter une petite boîte à travail, tandis que Bella commandait un buvard, que Mme Smith devait me procurer et me présenter en leur présence le matin de Noël. Je ne me souviens jamais avoir reçu de ma vie un cadeau qui me plaisait autant. Mme Smith, Daisy, Bella et moi-même étions toutes en larmes lors de leur présentation, donc aucun discours ni aucune éloquence n'ont été affichés. Je ne pouvais même pas prononcer un mot de remerciement, mais je restais debout comme un imbécile, pleurant en silence et essayant de cacher mes larmes en m'occupant de prendre les choses que j'avais apportées du panier. Frère John, qui avait été spectateur de la scène, versait aussi des larmes, je pense ; car il avait détourné la tête et se servait de son mouchoir comme s'il avait soudainement attrapé un gros rhume à la tête. Je ne peux en aucun cas décrire cette scène dans toute sa tristesse. Les pauvres Bella et Daisy étaient de si mauvais lépreux qu'elles n'auraient pas pu me remettre les cadeaux, même si elles avaient essayé, et il leur a semblé inexprimablement gentil de leur part de me procurer leurs cadeaux utiles et soigneusement sélectionnés. J'ai essayé de dire quelques choses joyeuses sur Noël et de les intéresser aux joyeux crackers, cartes et diverses choses que j'avais sortis du panier ; mais mes paroles semblèrent tomber à plat, et une grande tristesse s'installa sur nous tous. Daisy et Bella étaient assises ensemble en silence pendant que je déposais mes affaires sur leur petite table ; alors, comme je ne trouvais rien de joyeux à dire, et que je n'étais pas sûr de pouvoir le dire, même si je l'avais fait, je me sécha les yeux et me dirigeai vers la chambre de Bridget. Elle avait beaucoup de choses à me dire et se réjouissait joyeusement en voyant tous les jolis crackers et cartes et les couleurs vives qu'elle aimait si bien. La juive, elle aussi, était très contente de ce que nous lui avions apporté et « se demandait qui serait si gentil avec elle après mon départ ». J'ai trouvé les hommes tristes et déprimés. Ramey, qui ne se sentait pas aussi bien que d'habitude, semblait très troublé par mon départ et commença à spéculer sur où nous serions tous d'ici Noël prochain. Il avait une faveur à me demander : c'était que je lui donne une photo de moi et de mon mari avant de partir, et me remerciait beaucoup pour ma gentillesse envers lui. Puis les larmes lui remplirent les yeux et il s'effondra complètement. Le petit Underwood, le garçon qui m'a offert les fleurs, en voyant Ramey, s'est mis à pleurer aussi, alors au lieu de passer un « joyeux » Noël, le nôtre a été extrêmement triste. Quand je me rendis peu de temps après à l'asile pour leur dire au revoir, j'étais décidé à leur dire toutes sortes de belles choses ; mais aucune d'elles n'a été réellement prononcée, car nous avons tous pleuré de nouveau. Daisy dit : « Nous ne nous dirons pas au revoir, mais… » Quoi qu'elle allait dire, il n'a pas été dit ; car elle pleurait et ne pouvait plus continuer. Je leur ai dit que frère John continuerait à leur rendre visite comme d'habitude. "Oui", a déclaré Ramey, "mais vous vous êtes battu si courageusement pour nous." Ils furent cependant tous heureux de recevoir la nouvelle des visites prévues de frère John, et je leur promis qu'ils auraient de mes nouvelles de temps en temps. Je leur dis aussi que l'archidiacre Michell avait consenti à s'intéresser à leur bien-être. Le lendemain, alors que je sortais de chez moi, j'ai été surpris de voir le petit Underwood, qui avait fait tout le chemin depuis l'asile des lépreux pour me dire au revoir ! Il rougit et regarda d'un air penaud quelques fleurs tombantes qu'il tenait à la main, comme s'il avait honte de me les offrir. Je pouvais voir qu'il était content lorsque je les acceptais et que je le remerciais. La gratitude de ces pauvres lépreux envers moi pour le peu que j'avais pu faire pour eux était bien réelle et honnête, et restera toujours dans mon esprit comme un souvenir solennel et saint.

Les médecins engagés dans la Commission de la Lèpre ont visité les détenus de l'asile de Calcutta, les ont fait photographier et ont fait un certain nombre d'enquêtes sur les antécédents de chaque lépreux ; mais jusqu'à présent, rien n'a été fait par le gouvernement pour loger convenablement ou soulager immédiatement ces malades. Ce que j'ai écrit a été fait dans l'espoir sincère que leur cause sera défendue par des personnes aimables, qui agiront promptement en les établissant là où ils recevront la gentillesse et les soins accordés aux malades.

M. McGuire, le surintendant, est un disciplinaire sévère et un homme admirable pour faire face au nombre de fainéants et de mauvais personnages qui infestent les rues de Calcutta ; mais il n'est pas également bien adapté pour répondre aux besoins des lépreuses fragiles, qui ont besoin d'un traitement aimable et doux sous le poids de leur affliction. Mme Smith, la matrone de l'hospice, est une subordonnée de M. McGuire et possède peu ou pas de pouvoir dans sa position. Je lui ai trouvé une femme de bon cœur, qui essayait de bien des manières d'être bonne envers les lépreux ; mais, comme elle n'a malheureusement pas la main sur l'argent, elle ne peut pas leur ordonner les changements de linge nécessaires ni subvenir à leurs besoins comme le ferait une femme en position d'autorité. Il faut s'adresser à M. McGuire pour tout ce dont ils ont besoin, un arrangement qui, pour être satisfaisant, j'ai à peine besoin de dire, devrait toujours être confié à une femme.

J'ai pu obtenir une petite somme d'argent d'une dame charitable pour Kate Reilly et je l'ai remise à l'archidiacre Michell , en lui demandant qu'elle soit dépensée pour lui fournir tout ce dont elle pourrait avoir besoin, plutôt que de la céder à le soin de la servante indigène d'en disposer comme elle l'entend. Frère John a promis de lui rendre visite souvent, et Mme Grant se rendra aussi souvent qu'elle le pourra chez elle, ainsi qu'à l'asile des lépreux. Les autres pensionnés de lépreux recevront leur argent de l'archidiacre Michell comme d'habitude, et je ferai de mon mieux pour entretenir le fonds ; car c'est une source de grand réconfort pour ces pauvres lépreux de recevoir de petites choses qu'ils ne pourraient autrement obtenir.

J'étais intéressé par la lecture d'un bref compte rendu de l'asile des lépreux de Calcutta, dans un livre intitulé « Un aperçu des champs de mission indiens et des asiles des lépreux », écrit par M. Wellesley Bailey, un missionnaire écossais, qui a visité l'asile des lépreux de Calcutta en 1886. , dans lequel, parlant du 19 janvier, il dit : « Avant le petit déjeuner, j'ai passé une heure et demie à l'asile des lépreux et j'ai eu une entrevue très intéressante avec Miss J... [Daisy]. J'ai lu et prié avec elle, et elle semblait très reconnaissante pour la visite, la pauvre. J'ai emporté avec moi quelques livres qui m'avaient été offerts par un ami du nord de l'Écosse et je les ai offerts à ceux qui parlaient anglais. J'aurais seulement souhaité que mon amie puisse voir le plaisir que ses cadeaux produisaient dans cette triste demeure, et cela aurait réjoui son propre cœur. Plus loin, nous lisons : « 21 janvier. Après le petit-déjeuner, je me suis rendu (sur une longue distance) à Belvidere pour voir le lieutenant-gouverneur, Sir Rivers Thompson, qui a eu la gentillesse de m'accorder quelques minutes de son temps très précieux. Son Honneur m'a reçu très gentiment et a écouté attentivement ce que j'avais à dire. Mon but en appelant était de lui expliquer l'état de surpeuplement de l'asile des lépreux et de lui demander s'il userait de son influence pour obtenir quelque chose avant l'expiration de son mandat, ce qu'il est sur le point de faire immédiatement. Il a dit que la seule façon d'y parvenir était d'amener la District Charitable Society à intervenir dans cette affaire ; et que s'ils lui faisaient une demande, il verrait ce qui pourrait être fait. Mais le temps était compté et les formalités à accomplir étaient longues, et rien ne pouvait donc être fait. Avec ces mots, M. Bailey écarte l'asile des lépreux de Calcutta de son livre et continue à décrire sa visite à Darjeeling. Il ne mentionne pas Bridget, Bella ou la juive ; il n'était probablement pas en mesure de rendre visite à tous les lépreux anglophones, sinon il l'aurait fait. Anderson et Phillipe , un Anglais et un Français, sont des lépreux récemment admis dans la salle des hommes, donc M. Bailey n'a pas pu les rencontrer en 1886.

Pour reprendre les mots d'un ami, je peux dire que la pensée « qu'un bon moment arrive » pour ceux qui souffrent dans cette vie est, sans aucun doute, pleine de réconfort pour les affligés eux-mêmes ; mais c'est sûrement cette même pensée qui est en grande partie responsable de notre indifférence à l'égard des souffrances des autres. Tant que les esclaves d'eux-mêmes seront sûrs que Dieu « finira par se rattraper », leur égoïsme sera justifié par leur croyance. Ainsi, la justice de Dieu devient une excuse pour le manque de charité des hommes.

CHAPITRE XIII.
LÉPERS À BOMBAY—UNE CONFÉRENCE AU SOROSE CLUB—NOTRE DÉPART DE L'INDE.

En passant par Bombay, juste avant notre départ de l'Inde, j'ai rendu visite à M. Ackworth , le commissaire municipal, qui a à cœur les intérêts des lépreux, et qui, à force d' efforts sérieux, a réussi à récolter des roupies . 75 000 pour la construction d'une léproserie à Matoonga , près de Bombay. Dans cette institution, admirablement conduite en tous points, j'ai vu 210 lépreux indigènes, mâles et femelles. Il n'y avait pas d'Européens. M. Ackworth m'a informé que si les lépreux européens se présentaient pour être admis au Home, des bâtiments séparés seraient construits pour eux et leur confort serait étudié autant que possible. J'ai trouvé toutes les salles bien aérées et, bien qu'il y ait 210 lépreux dans les bâtiments, aucune odeur désagréable n'était perceptible au-dessus de l'odeur des désinfectants employés. Les lépreuses indigènes ont deux infirmières pour s'occuper d'elles, et il y a aussi un personnel d'hommes compétent pour habiller et aider les détenus de la salle des hommes. Une équipe régulière de médecins, sous la supervision du docteur Weir, soigne les lépreux, et un chirurgien résident est toujours sur place. L' asile de Matoonga se trouve à environ cinq miles de Bombay et est caché de la grande route par des arbres et du feuillage. M. Ackworth fait planter des fleurs dans les jardins, dans le but d'intéresser ses patients au jardinage comme passe-temps. Les lépreux de cette institution ne sont pas autorisés à reprendre leur ancien métier de mendiant dans les rues. On leur dit, dès leur entrée, qu'ils ne seront jamais autorisés à sortir. M. Ackworth ne possède aucun pouvoir légal de détention sur ces lépreux, mais pour leur faire croire le contraire, il a découvert une vieille loi municipale suffisamment élastique pour lui permettre de l'utiliser pour nettoyer les rues et les bidonvilles surpeuplés de Bombay des lépreux et des les personnes atteintes d'une maladie infectieuse ou contagieuse. A l'occasion de ma visite, le Dr Weir et le Dr Charles accompagnaient M. Ackworth et moi-même, et nous avons fait ensemble le tour d'inspection. J'ai remarqué plusieurs chapelets catholiques accrochés près des lits des lépreux et j'ai constaté, après enquête, que ces malades recevaient régulièrement la visite de leur prêtre. J'ai demandé à M. Ackworth si l'un de nos ecclésiastiques protestants avait rendu visite aux lépreux, et il m'a dit que bien que l'un d'eux ait réclamé que son nom soit inscrit au comité de l'institution, il y était parvenu ; il n'avait jamais rendu visite à ses détenus et ne semblait pas s'inquiéter davantage d'eux ! Pendant que nous parlions, un lépreux indigène a été emmené hors d'une des salles pour hommes par un gardien. Il s'est effondré près du bâtiment dans un état de grand épuisement et a crié, dans sa propre langue, quelques mots qui, selon le Dr Weir, m'ont dit qu'il était en train de mourir et qu'il nous suppliait de le sauver. Pauvre homme! il savait que ces messieurs avaient été gentils avec lui en lui donnant un foyer, en pansant ses plaies et en soulageant ses souffrances par tout ce que l'habileté médicale pouvait accomplir ; donc je suppose qu'il pensait que des hommes aussi puissants que ces *sahibs* l'étaient ; pourraient arrêter la main de la mort, s'ils le voulaient. Il avait donc persuadé l'un des garçons de la paroisse de le conduire en présence de ses bienfaiteurs afin qu'ils puissent voir sa misère. Il fut ramené avec difficulté dans la salle et placé sur son lit ; car il avait désiré ce qu'aucun mortel ne pouvait lui donner : la vie. Les rayons du soleil couchant tombaient sur son visage, qui montrait une expression pitoyable de misère et de désespoir. Je me suis détourné et j'ai regardé autour de moi la glorieuse lumière du soleil sur la mer au loin - une belle mer bleue sur laquelle de nombreux bateaux aux voiles blanches déployées glissaient paisiblement de long en large - puis sur les pierres tombales blanches à flanc de colline. désignant le lieu de repos de quelques retardataires qui l'ont précédé ; quand M. Ackworth m'a rappelé que les ombres s'allongeaient et que nous devrions reprendre le chemin du retour. Après avoir inspecté la cuisine, le cabinet médical et les réserves, qui sont tous des modèles à leur manière, nous avons salué les nombreux lépreux qui s'étaient rassemblés pour nous saluer *et* sommes partis pour Bombay. Je pensais aux pauvres Daisy, Bridget, Bella, la juive et aux lépreux mâles entassés ensemble dans cet asile pestilentiel de Calcutta, et j'aurais aimé pouvoir les confier à la aimable garde de M. Ackworth et du Dr Weir. Pendant que nous roulions, le Dr Charles m'a dit qu'il était sur le point de s'embarquer pour Londres le lendemain, ajoutant que nous devrions essayer d'aider M. Ackworth à obtenir des fonds pour faire fonctionner son institution. Le gouvernement autorise Rs . 1 000, je crois, par mois pour couvrir les dépenses, mais M. Ackworth souhaitait agrandir les bâtiments, car beaucoup plus de lépreux demandaient l'admission, et des fonds sont nécessaires. Le Dr Charles s'est engagé de tout cœur dans mon projet visant à apporter du réconfort aux lépreux européens et eurasiens et a exprimé son opinion que notre propre peuple est terriblement négligé en Inde, où presque tout ce qui est fait par la charité publique est pour le seul et exclusif bénéfice. des autochtones. Il a promis de faire tout son possible pour m'aider ainsi que ma cause s'il me rencontrait en Angleterre, car il considérait qu'il était du devoir de chaque Anglais et de chaque Anglais d'aider les malades et les souffrants de leur propre pays partout et chaque fois qu'ils le pouvaient.

Il existe à Bombay un club exclusivement réservé aux dames, appelé « Sorose », qui est présidé par le Dr EB Ryder, une dame américaine au cœur bon, à l'esprit clair et à un grand amour pour tous les membres de son sexe. Elle m'a reçu avec beaucoup de bonté lorsque je lui ai rendu visite. Elle semblait tellement intéressée par mon travail parmi les lépreux de Calcutta que je lui ai envoyé une partie de ce livre manuscrite pour qu'elle la lise. Le lendemain, elle m'appela pour me demander si j'irais au Sorose Club et parlerais aux dames, au nombre d'une vingtaine, qui seraient rassemblées là pour me rencontrer, de mon travail parmi les lépreux. J'ai eu à cette occasion un auditoire très attentif et sympathique de dames au bon cœur, qui ont toutes versé des larmes lorsque je leur ai parlé de la bonté reconnaissante des pauvres lépreux à mon égard et de leur vie triste et solitaire. Une dame a pris l'adresse de l'archidiacre Michell et a promis d'essayer d'envoyer de l'argent à mes amis et ainsi de rester en contact avec eux. Le Dr Ryder a déclaré que si je devais donner une conférence en Angleterre en leur nom, j'obtiendrais de l'argent ; et que j'ai emporté mon public avec mon sérieux en racontant mon histoire. Je n'ai pas besoin de dire que je serais très heureux de comprendre son allusion, si je pouvais y parvenir efficacement.

Le Dr Ryder et les dames au bon cœur du Sorose Club, en me souhaitant au revoir, ont exprimé le désir que des exemplaires de ce livre leur soient envoyés dès sa publication, et m'ont chaleureusement souhaité "Dieu vite" dans mon travail. C'était très apaisant pour mes sentiments de recevoir des gentillesses et des offres d'aide dans un travail pour lequel j'avais essuyé tant de rebuffades. Quand je suis monté à bord du SS. *Calabre* , qui devait nous ramener à la maison, j'ai senti qu'avec leurs aimables paroles dans mes oreilles, je pouvais m'asseoir et travailler sur mon livre avec une vigueur renouvelée , sûr que des femmes aussi gentilles et sympathiques que mes amies de Bombay le liraient avec intérêt. en Angleterre, et que peut-être quelque chose pourrait être fait pour mes pauvres amis lépreux de Calcutta. Lorsque nous sommes arrivés à Aden, j'ai posté une longue lettre à Daisy, lui expliquant ce que je faisais et lui promettant de leur envoyer quelque chose de Londres. Je lui ai demandé de faire lire ma lettre à Ramey et aux autres lépreux mâles, et j'ai promis de la tenir au courant de temps en temps de tout ce qui pourrait les intéresser.

Au moment où ce livre est sous presse, j'ai reçu une lettre de Mme Grant, qui me dit que tous les détenus européens et eurasiens de l'asile des lépreux de Calcutta sont à peu près dans le même état que lorsque je les ai quittés, à l'exception de Ramey, qui est très malade et ne devrait pas vivre longtemps. Je regrette profondément d'apprendre que Mme Smith est décédée subitement d'une maladie cardiaque. Les pauvres lépreux ont perdu en elle une bonne amie. Mme Grant travaille courageusement pour cette bonne cause et a stimulé l'intérêt pour ces malades impuissants.

CHAPITRE XIV.
REMARQUES SUR LA LÈPRE.

Par le chirurgien-major GG MacLaren , MD

La lèpre, comme chacun le sait, est une maladie répandue partout dans le monde, de la Norvège et de la Suède au nord, à l'Inde et à la Chine à l'est, en passant par l'Australie et les îles des mers du Sud.

Mon expérience personnelle, cependant, s'est limitée uniquement à l'Inde, où j'ai suivi la maladie de près pendant près de vingt ans. Il serait déplacé d'entrer dans une quelconque description technique ou scientifique de sa nature et de ses progrès dans un travail de ce genre. Tout le monde sait qu'une commission composée de cinq hommes, les plus compétents pour entreprendre l'enquête sur l'histoire de la maladie sous tous ses aspects, siège actuellement en Inde, et son rapport, qui sera rendu public à la fin de l'année , fournira sans aucun doute des informations qui seront de la plus haute valeur pour établir les moyens de son amélioration et, probablement, de son extinction définitive. Mon service en Inde m'a placé dans une région où, malheureusement, la lèpre est extrêmement répandue parmi la population indigène, bien qu'elle ne soit pas entièrement limitée à cette seule population ; car j'ai eu aussi à traiter des cas d'Européens. Cela m'a amené à aborder cette question, plus dans l'espoir de soulager la souffrance que pour tout autre motif, les misérables victimes étant laissées errer comme de simples mendiants, exclus de leurs propres amis et de leurs villages. Ils se transforment ainsi, sinon en un danger pour leurs semblables, du moins en une nuisance des plus répréhensibles et une plaie pour l'ensemble de la communauté. Regarder les rues et les routes d'une station indienne le dimanche matin (et c'était la manière qu'adoptaient ces misérables créatures pour s'attirer les sympathies de leurs semblables dans ma propre station), bordées de rangées de lépreux, exhibant leurs plaies dégoûtantes et leurs des corps mutilés et difformes aux yeux du public, était un spectacle qui ne pouvait manquer de toucher le cœur le plus dur et le plus indifférent. Pour empêcher la diffusion quotidienne de ces scènes déchirantes, j'ai mobilisé la sympathie du grand public et j'ai pu, comme le montre le rapport de l'asile des lépreux de Dehra Dun, mentionné ailleurs dans cet ouvrage, établir et doter une retraite pour tous ceux qui profiterait de son confort et de ses avantages. Je n'ai eu aucune difficulté à amener tous les affligés, vieux et jeunes, hommes et femmes, à y prendre leurs quartiers. Avant leur admission, tous acceptent de devenir résidents *permanents* et de vivre séparément. J'avais étudié avec soin les effets bénéfiques de la ségrégation qui avait été adoptée dans les retraites de Norvège et de Suède, avec la diminution marquée du nombre de cas importés au cours des décennies qui suivirent la fondation de ces institutions, et, agissant sur ce principe, le L'asile des lépreux de Dehra

Dun a été ouvert en 1879 et existe depuis. Là, les sexes sont strictement séparés et les détenus vivent et sont soignés dans les conditions les plus heureuses . Tout au long de ces années, j'ai eu là-bas l'occasion constante d'étudier la nature et l'évolution de la maladie.

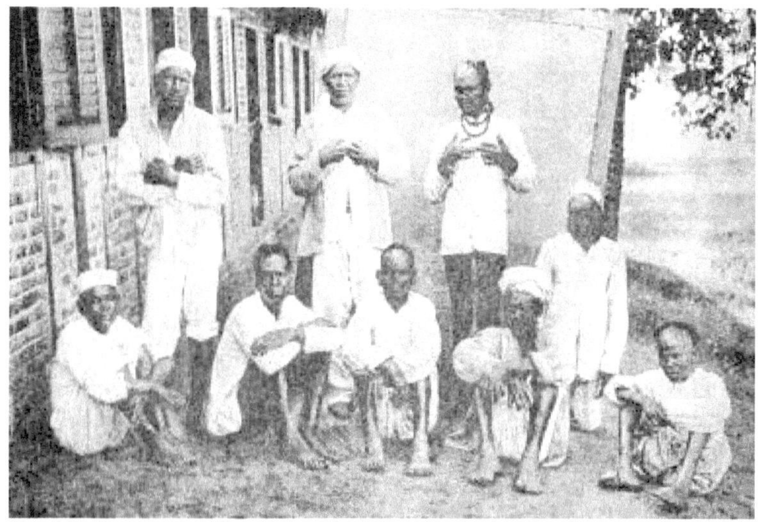

LÉPREUX MÂLES.

Croyant fermement à la transmission héréditaire de toutes les maladies – ou à la tendance à ces maladies, tant mentales que physiques – j'ai retracé une transmission *directe* dans au moins trente pour cent. des cas soumis à mon observation. La maladie est sans doute due, comme la plupart des autres, à la présence d'un *bacille* dans le sang, et s'il n'y a pas de transmission directe de parent à enfant, ses effets sont sans doute héréditaires. Ce sont cependant des points que je n'ai pas besoin de discuter, car ils seront spécialement examinés par les commissaires à la lèpre. Agissant sur la force de mes propres convictions quant à la transmissibilité et à la contagiosité de la lèpre, j'ai créé l'asile de Dehra Dun sur le principe déjà évoqué, et il a jusqu'ici répondu admirablement ; tous ses détenus vivent aussi heureux qu'ils le peuvent, dans leurs conditions malheureuses, et terminent leur existence avec contentement ! J'ai eu, bien entendu, amplement l'occasion d'étudier la nature de la maladie et ses effets sur les différents organes du corps, et dans les nombreux examens que j'ai faits *post mortem* , je peux témoigner qu'aucun organe du corps n'a été détecté. le corps tout entier est exempt des attaques et des incursions de cette maladie terrible et répugnante. Il envahit le cerveau, les nerfs spinaux, les yeux, la langue et la gorge, les poumons, le foie et d'autres organes digestifs. De plus, comme on le sait généralement, il mutile et déforme les parties externes du corps d'une manière trop révoltante pour être décrite. Il est douloureux de constater l'ampleur des souffrances déplorables endurées par certaines de ces créatures. Il est vrai que beaucoup ressentent peu de douleur, une des formes de la maladie qui produit *l'anesthésie* ou l'insensibilité des parties affectées ; mais ce n'est le cas que dans quelques-uns seulement. La plupart souffrent à des degrés divers et douloureux, selon l'organe ou la partie concernée, et c'est une erreur de croire que leurs souffrances sont minimes. Beaucoup, dans les formes précoces de la maladie, perdent la vue, l'odorat et le goût, et lorsque leurs poumons ou leur gorge sont attaqués (une forme courante), leurs angoisses sont terriblement pénibles et douloureuses à voir. Les incursions de la maladie sont lentes et graduelles, ce qui la rend d'autant plus éprouvante, et la mort douloureuse et prolongée à laquelle la plupart sont condamnés est une condition sur laquelle on redoute de s'attarder.

A tout cela s'ajoute une odeur particulièrement pénétrante , commune aux lépreux, qu'ils soient européens ou indigènes de l'Inde, qui émane constamment de leur corps, ce qui rend le contact, ou même la conversation étroite, avec les affligés, des plus désagréables. Au cours de mon expérience médicale de plus de 25 ans, j'ai bien sûr dû faire face à toutes sortes de maux ; mais l' odeur dégagée par le corps du lépreux est si particulière et si « nauséabonde » que je ne trouve pas de mots pour la décrire exactement. Les effets d'une visite dans une léproserie, ou chez un seul lépreux avec lequel j'ai eu à rester en conversation, produisent une sensation tout à fait différente de celle résultant d'un contact personnel avec toute autre maladie. Une sensation particulière est produite dans la bouche et une sensation irrésistible d'avoir inhalé une matière dégoûtante et nocive qui adhère à la langue, à la membrane qui tapisse la bouche et à la gorge . Ce sentiment dure parfois quinze minutes après la fin de ma visite, et ne disparaît entièrement que lorsque je l'ai surmonté en fumant la pipe ou le cigare. Ce résultat (il n'est certainement pas fantaisiste) devrait être fortement impressionné par le grand public et être accepté comme un argument puissant en faveur de l'interdiction pour tous les lépreux de tout contact, direct ou indirect, avec tout corps ou chose susceptible d'être exposé. prouver un moyen de communication. Il n'est peut-être pas hors de propos de mentionner ici que depuis 1875, j'ai accordé la plus grande attention au traitement de la lèpre, essayé très consciencieusement tous les divers médicaments qui ont été de temps à autre recommandés et utilisé sans ménagement et pendant des périodes prolongées. des applications extérieures qui ont été portées à l'attention, et je dois franchement admettre que je n'ai été témoin du moindre bénéfice *permanent* d'aucune d'entre elles. Il existe différentes formes de la maladie décrites dans les livres, mais mon expérience a été qu'il s'agit simplement de manifestations externes ou spéciales, toutes résultant de la même cause unique, déterminée pour la localité particulière du système de l'organe particulier attaqué. *Un jour lépreux, lépreux toujours* , c'est le triste résultat de mes nombreuses années d'observation attentive, quel que soit le traitement. Il nous incombe donc, en tant qu'êtres humains, de faire tout ce qui est en notre pouvoir, quelle que soit la région du monde où sévit la lèpre, pour établir des retraites dans lesquelles ses victimes peuvent être hébergées en isolement, à l'écart des rapports avec le grand public, où elles peuvent peuvent obtenir un abri convenable, recevoir une nourriture et des vêtements appropriés et où des services médicaux peuvent être mis à leur disposition. Toutes ces institutions devraient être construites et gérées selon les meilleurs principes d'hygiène sanitaire ; chacun étant adapté à sa propre localité et à sa classe de détenus. Par ces moyens, la maladie cessera assurément de s'étendre et, selon toute probabilité, finira par être exterminée. Cet heureux résultat a été obtenu dans le cas d'autres maladies apparentées, simplement grâce à l'adoption d'un environnement sanitaire amélioré, et il n'est pas trop loin d'espérer un résultat similaire dans le cas même d'une maladie aussi répugnante, répugnante et ignoble. comme la lèpre.